Borreliose
Wissen
Jahrbuch
2018 + 2019

Ute Fischer
Bernhard Siegmund

Mit weiteren Beiträgen

Günther Binnewies
Annette Marx
Wolfgang Maes
Herbert Wackermann

Borreliose Wissen
aus den letzten zwölf Monaten
Ungefiltert Erschütternd Wissenswert

Ein Buch aus dem
Redaktionsbüro Fischer + Siegmund
In den Rödern 13
64354 Reinheim
www.fischer-siegmund.de

Fotos: Fischer (3), privat (10),
        Techniker Krankenkasse (Seite 12)

Die Borreliose-Jahrbücher werden nach bestem Wissen und journalistischer Recherche sowie aus persönlicher Betroffenheit zusammengestellt.

Sie ersetzen keinen Arzt-Besuch.

Für Richtigkeit, Wirksamkeit, Dosierungen und Ähnliches wird keine Gewähr übernommen.

ISBN: 978-3-7481-2023-0

Inhalt

Inhalt

Wir sind wieder da

Von Ute Fischer

Haben Sie es vermisst? Wir haben in diesem Jahr die „Anleitung zum Führen des Symptom-Tagebuchs" weggelassen. Sie stand bisher in jedem der Jahrbücher und kostet eigentlich nur Platz. Wer sie dennoch haben will, kontaktiere uns bitte.

Dass sich im vergangenen Jahr nicht viel getan habe um die Borreliose, kann man wirklich nicht behaupten. Die jährliche Ankündigung von einem Impfstoff haben wir weggelassen. Es ist schon langsam lächerlich, wer da immer großmundig etwas ankündigt, und dann passiert gar nichts. Aber dass die Weltgesundheitsorganisation (WHO) endlich tätig geworden ist, wird unzähligen Patienten helfen, dass ihre Borreliose auch ohne angeblich typischen Markern anerkannt und damit behandelt wird.

Achten Sie auf Seite 13. Hier geht es um die internationalen Diagnosecodes (ICD11). Im ICD10 gab es 20 Jahre lang nur eine einzige Kennziffer (A69.2) für die Lyme-Krankheit. Inzwischen sind zehn, nach Symptomen differenzierte, Ziffern festgelegt, unter anderem die die sogenannte congenitale Übertragung von der Mutter auf das neugeborene Kind. Schon lange vermuten Erwachsene, teils schon im Rentenalter, dass sie ihre Borreliose von Geburt an mitbekamen. Das ist eine neue Dimension, die hoffentlich erforscht und bei der Diagnose einbezogen werden muss. Jedenfalls kann sich kein Gesundheitspolitiker mehr mit dem Totschlag-Argument vor der Meldepflicht-Debatte drücken, nach dem Motto: Borreliose ist nicht von Mensch zu Mensch übertragbar."

Ein wichtiges Kapitel in diesem Buch behandelt die Morgellons, die Krankheit, bei der Fasern aus Haut, Augen und Nase wachsen. Bisher wagten sich viele Patienten damit nicht an die Öffentlichkeit. Wir berichten hier über den ersten Europäischen Internationalen Kongress in Augsburg.

Diagnostik und Therapie in der täglichen Praxis haben sich leider so gut wie nicht verändert. Schon längst hatten wir uns neue Leitlinien von der Deutschen Borreliose Gesellschaft (DBG) versprochen; aber die hatte hauptsächlich mit sich selbst zu tun. Seit Oktober 2018 gibt es jedoch einen neuen Vorstand, von dem mehr Aktivität zu erwarten ist. 1. Vorsitzender ist Dr. med.Dr.dent.Herbert Rixecker, Saarlouis, der die Basis zum Borreliose Wissen Nr. 35 lieferte, das beim Borreliose und FSME Bund Deutschland (BFBD) gekauft werden kann. 2. Vorsitzender ist Dr.med. Harald Bennefeld, Chefarzt der neurologisch-neurochirurgischen Rehabilitation in der MedClin Klinik am Brunnenberg in Bad Elster. Sie kennen vermutlich seine klugen Aufsätze zur Neuroborreliose und ganz neu, zur Fazialisparese. 3. Vorsitzender ist Dr.med. Karsten Ostermann, der zusammen mit seiner Frau im Medizinischen Versorgungszentrum Teltow als Facharzt für Allgemeinmedizin und spezielle Schmerztherapie arbeitet und sich in seiner Webseite zur „Chronischen Borreliose" bekennt. Die beiden Beisitzer sind für uns auch keine Unbekannten. Dr. med. Albin Obiltschnig aus Klagenfurt, der Spezialist für das Karpaltunnelsyndrom, und der Laborarzt Dr. Armin Schwarzbach aus Augsburg, den viele Patienten von seinen Vorträgen kennen. Prof. Dr.rer.nat. Hartmut Prautzsch ist Ehrenvorsitzender. Wird dem DBG ein Kompromiss gelingen, wie ihn Prof. Peronne in Frankreich erreichte? Siehe Seite 63. Er handelte die sogenannte HAS-Leitlinie aus, die Ärzten ein bisschen mehr Spielraum für chronische Borreliosepatienten öffnet. Parallel dazu könnten auch die Entscheidungen der WHO mithelfen, dass Borreliosepatienten schneller und sicherer erkannt und behandelt werden.

Wir möchten Ihr Augenmerk auch auf die Beiträge in der Rubrik Arzt und Patient lenken, weil das die Region ist, in der Ärzte und Patienten den größten Bedarf spüren, auch da, wo es um Empathie und Gesprächskultur geht.

Wir versprechen Ihnen mit diesem Buch neue spannende und vor allem erhellende und weiterführende Berichte und Reportagen, nicht ohne kritischen Blick auf unser Gesundheitswesen. Das muss sein.

Laborreform soll Geld sparen

Am 1. April 2018 trat auf Intention der Kassenärztlichen Bundesvereinigung (KBV) eine Laborreform in Kraft, die die überproportionalen Steigerungen an Laborkosten der letzten Jahre in den Griff bekommen soll. Die neuen Regeln sind für Patienten nicht überschaubar. Ziel soll jedenfalls sein, dass Laborärzte künftig weniger erhalten und Hausärzte belohnt werden, wenn sie im Rahmen des sogenannten „Wirtschaftlichkeitsbonus`" bei den Laborkosten „Augenmaß" walten lassen. Was das letztlich für den Patienten, vor allem für vermeintliche Borreliose-Patienten zur Folge hat, werden wir voraussichtlich im Laufe der kommenden zwölf Monate zu hören bekommen. Wir ahnen nichts Gutes.

Die congenitale Lyme-Borreliose

Dass Mütter Borrelien während der Schwangerschaft auf ihre Babys übertragen, ist ein seit Jahrzehnten gehegter Verdacht. 1988 veröffentlichte ein kanadisches Bulletin, dass darüber zumindest diskutiert werde. Es gab erste Studien in den USA mit Tieren (Mäusen Kojoten, Rindern, Pferden); doch darin ging es nur darum, ob das infizierte Muttertier eine Totgeburt erlitt. 1989 wurden 1416 Mütter im Kanton Zürich in eine Studie eingebunden; es interessierte aber nur, ob die Neugeborenen untergewichtig waren. 1993 beruhigte eine Studie im Bundesstaat New York die Mütter, dass ein Zeckenstich während der Schwangerschaft nicht unbedingt zu einer Früh- oder Totgeburt führen würde.

Ähnliche Studien gab es in mehreren Ländern. Niemand untersuchte die Kinder, wie sie sich entwickelten und ob sie im Laufe ihres Lebens die Symptome einer Lyme-Borreliose ausbildeten, ohne von einer Zecke gestochen zu werden.

1983 berichteten Shirs et al über einen ersten Fall einer möglichen diaplazentaren Übertragung von B. burgdorferi. Trotzdem wurden keine serologischen Tests, weder bei der Mutter noch bei dem Kind, durchgeführt. Auch weitere Studien fragten nur danach, ob eine infizierte Mutter eine Frühgeburt oder eine Totgeburt erfuhr. 2001 stand zwar wissenschaftlich bereits fest, dass B. burgdorferi die Plazenta passieren und ins kindliche Blut übertreten könne; aber die Tatsache, dass keine Missbildungen am Kind auftraten, genügte den Forschern. Auch der Beweis, dass der plötzliche Kindstod mit einer Lyme-Borreliose im Zusammenhang stehe, konnte mangels genügender Fallzahlen nicht erbracht werden.

Auffallend aber sei (Quelle: Klinik der Lyme-Borreliose, Norbert Satz), „dass aus Gegenden mit sehr hoher Inzidenz der Lyme-Borreliose wie aus den Ostküstengebieten der USA und aus Bayern, bisher nicht gehäufte Aborte (Totgeburten), Missbildungen oder Fälle von plötzlichem Kindstod gemeldet wurden. Sollte B.-burgdorferi eine teratogene (fruchtschädigende) Wirkung auf das werdende Kind oder eine ungünstige Wirkung auf die Schwangerschaft ausüben, so müsste sich das nach der heutigen Datenlage (2007) auf Ausnahmefälle beschränken.“

Totschlag-Argument der Gesundheitspolitiker

Zwar werden heute infizierte Schwangere antibiotisch behandelt, ob damit aber nur Totgeburten und Missbildungen verhindert werden, ist unerforscht und bleibt derzeit unerforscht. Beharrlich behauptet dass Robert Koch-Institut, dass Borreliose nicht von Mensch zu Mensch übertragbar sei und alle Gesundheitspolitiker auf Länderebene, einschließlich der jeweiligen Bundes-Gesundheitsminister, blasen ins gleiche Horn. „Nicht von Mensch zu Mensch übertragbar" ist ein beliebtes Totschlag-Argument, sich nicht mit Borreliose und womöglich einer generellen Meldepflicht befassen zu müssen.

Die Beobachtungen der Schweizer Ärztin Ursula Talib-Benz zeigen, dass die Weiterverbreitung von Lyme-Borreliose innerhalb von Familien schon fast die Regel sei. Von 22 getesteten Angehörigen waren 16 (72 Prozent) antikörperpositiv und zeigten vergleichbare Symptome mit den weiteren Familienmitgliedern. Die Befürchtungen von Talib-Benz, dass Erkrankte die Infektion intrauterin an ihre Kinder und/oder sexuell in Partnerschaften übertragen, werde zusätzlich gestützt durch die Auswertung ihrer Gesamtdaten von Lyme-Patienten. 55 (77 Prozent) von 71 Patienten mit im Labor nachgewiesener Lyme-Borreliose berichteten spontan über Angehörige mit ähnlichen Symptomen.

> Es ist erwiesen, dass Spirochäten (Spiralbakterien) bei Syphilis sexuell und über die Mutter übertragen werden. Warum sollten sich Borrelien-Spiralbakterien anders verhalten?

Talib-Benz verfolgt die Spuren dieser heimtückischen Krankheit über Generationen. „Solche Familien werden übersehen, indem man bestimmte Krankheitsanzeigen als „schlechte Erbanlagen" oder „dysfunktionale Familien" einstuft; gehäuft seien diese Familienmitglieder beschränkt arbeitsfähig, leiden an diversen, scheinbar eigenständigen Krankheiten und merkwürdigen Symptomen." Wie viele angeblich nur kränkelnde – nach außen als arbeitsscheu mit Hartz-IV-Blickwinkel - eingestufte Familienverbünde sind stattdessen kollektiv vom gleichen Erreger unterjocht?

Die kanadische Patienten- und Ärzteinitiative Lymehope (www.lymehope.ca) meldete sich in diesem Herbst zu Wort. Es sei ihr gelungen, das Thema Lyme-Borreliose und congenitale Übertragung bei ihren Gesundheitspolitikern ins Bewusstsein zu rufen. Gerade Kanada war die letzten Jahrzehnte Niemandsland für Lyme-Borreliose. Es ist bekannt, dass sich Patienten von ihren Tierärzten auf dem Namen ihres Hundes behandeln ließen, weil die Hausärzte sich verweigerten. Kanada erkennt inzwischen die congenitale Übertragung von der Mutter auf das ungeborene Kind an.

ICD-11 – neue Hoffnung auf bessere Differenzierung?

Die von der Weltgesundheitsorganisation (WHO) im Jahr 2000 entwickelte Klassifizierung und Codierung für Krankheiten (ICD-10) arbeitet derzeit an einer modifizierten Neuauflage (ICD-11). Es werde mehr Untergruppen für eine Lyme-Borreliose geben, mehr Differenzierung nach Symptomen, unter anderem auch (ICIG.2) eine Codierung für angeborene Lyme-

Borreliose, möglicherweise auch durch sexuelle Übertragung.

In den deutschen AWMF-Leitlinien hingegen fehlt das Thema gänzlich und dass, obwohl Deutschland bislang als das am besten über Lyme-Borreliose informierte Land galt. Das ändert zwar nicht die Situation an sich, erklärt aber zumindest den Müttern, Vätern und Hausärzten, warum Kinder Beschwerden, Missempfindungen und Schulschwierigkeiten haben können, ohne

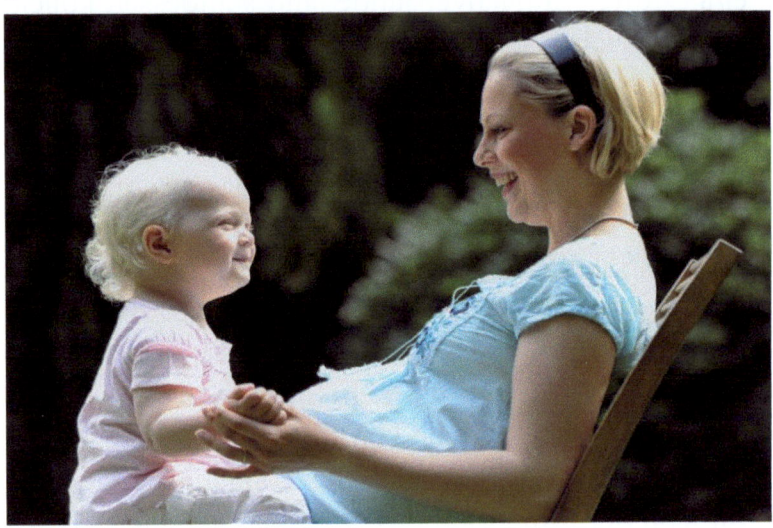

dass ein Zeckenstich bekannt war. In der deutschen Patientenorganisation BFBD gibt es etliche Mitglieder, die schon seit Jahrzehnten den Verdacht hegen, sie seien von der eigenen Mutter angesteckt worden und hätten deshalb so schlechte Karten, wirklich gesund werden zu können. Mit wem können sie darüber reden? Wenn schon die Mutter nicht diagnostiziert war, weil vor 50 Jahren kein Mensch etwas über Borreliose wusste? Wie viele tausend Menschen starben nach einem schmerzensreichen Leben ohne Chance auf Verbesserung ihrer Lebensqualität und im Bewusstsein, dass man sie für eingebildete Kranke hielt?

Lyme-Borreliose wird transparenter

Die internationale Klassifikation für Krankheiten, die sogenannte ICD (International Statistical Classification of Diseases and Related Health Problems) stammt aus dem Jahr 2000 und ist ein Versuch der Weltgesundheitsorganisation (WHO), einen groben Überblick über die gesundheitlichen Gefahren weltweit zu gewinnen. Die Lyme-Borreliose wurde bislang unter der Rubrik „Infektiöse und parasitäre Krankheiten" mit einer einzigen Kennziffer – A69.2 – als Lyme-Krankheit codiert. In Deutschland dient sie hauptsächlich den Krankenkassen und besitzt nur einen statistischen Wert.

Nach den Ideen der WHO und einer Arbeitsgruppe aus internationalen Wissenschaftlern und Medizinern soll die derzeitige ICD-10 mit einer Neufassung als ICD-11 etwas genauer hinschauen. Damit die Lyme-Borreliose mit ihren unterschiedlichen Symptomen und Ausprägungen differenzierter dargestellt werden kann, daran arbeitet auch die Initiative Ad HOC (Committee for Health Equity/ gesundheitliche Gerechtigkeit). Dabei handelt es sich um ein Konsortium internationaler Mediziner; aus Deutschland unter anderem Dr. Harald Bennefeld, Dr. Carsten Nicolaus, Dr. Armin Schwarzbach. Aus der Schweiz: Dr. Ursula Talib-Benz. Bisher bekannt sind bei Redaktionsschluss folgende Codierungen, die von der WHO bereits im Juli 2018 beschlossen wurden. Diese Codes sind verbindlich für die einzelnen Staaten. Damit geht einher, dass diese Formen der Lyme-Borreliose als existent anerkannt sind.

1C1G	Lyme-Borreliose
1C1G.0	Frühkutane Lyme-Borreliose (Haut)
1C1G.1	Disseminierte Lyme-Borreliose
1C1G.2	In der Schwangerschaft übertragene Lyme-Borreliose
1C1G.10	Lyme Neuroborreliose
1C1G.11	Lyme-Karditis
1C1G.12	Lyme-Borreliose der Augen
1C1G.13	Lyme-Arthritis
1C1G.14	Späte Lyme-Borreliose der Haut
1C1G.1Y	Andere spezifische Ausprägungen der disseminierten Lyme- Borreliose
1C1G.1Z	unspezifische disseminierte Lyme-Borreliose
1C1G.Y	andere spezifizierte Lyme-Borreliose

Als weitere differenzierte Borreliose-Symptome sind in der Diskussion:

6D85.4	Demenz durch Lyme-Borreliose
8A45.OY	Entzündliche Erkrankung der peripheren Nerven durch Lyme-Borreliose

| 9B66.1 | Entzündung von Netzhaut und Aderhaut (Augen) |
| 9C20.1 | Entzündung aller Abschnitte des Augeninneren |

Die ICD-11 wird kein Schnellschuss sein. Die WHO rechnet frühestens mit Anfang der 20er Jahre, bis das neue Konstrukt einsetzbar ist. Der Fortschritt besteht darin, dass damit Lyme-Borreliose nicht mehr als eine einfach zu behandelnde, lediglich aus einer Wanderröte bestehenden Infektion abgetan werden kann. Es bleibt zu hoffen, dass weitere Differenzierungen der Symptome die Komplexität der Erkrankung darstellen. Was sich dadurch für Patienten verbessert, hängt von der Akzeptanz ihrer Ärzte und deren Verbände ab, aber auch von den Patienten selbst, die mit ihrem Wissen über die Entscheidungen der WHO Argumente abwehren können, die ihnen eine Diagnose oder Behandlung verweigert.

Es bleibt zu befürchten, dass die Pharmaindustrie bereits daran arbeitet, wie diese neuen Codierungen für Fehldiagnosen benutzt werden können, um vorhandenen Blockbustern (Medikamente mit starkem finanziellem Potenzial) die Wege zur Verschreibung offen zu halten.

Neuer schnellerer Borreliose-Test

In den USA untersucht die FDA (Lebensmittelüberwachung und Arzneimittelbehörde) einen neuen Borreliose-Test, der nicht nur schneller als vorhandene Antikörper-Tests ein Ergebnis zeige, sondern auch eine frische von einer alten Borreliose unterscheiden könne. Das neue Verfahren von Rutgers Biomedical and Health Science, Newark (http:rbhs.rutgers.edu) erkenne DNA oder das Protein der Bakterien Borrelia burgdorferi schneller und ermögliche die rasche Behandlung und Verhinderung von langfristigen gesundheitlichen Folgen. An der Entwicklung waren unter anderem Forscher der Harvard University, der Yale University und dem Nationalen Institute of Prevention beteiligt. Forschungsleiter Steven Schutzer von der Rutger Jersey Medical School betont die Wichtigkeit dieses Tests: Derzeit erkranken pro Jahr 300.000 Menschen in den USA mit anhaltendem Trend an Borreliose. Diese Zahl wurde erst vor wenigen Jahren von ursprünglich 30.000 um das Zehnfache korrigiert. Es ist unfassbar, dass das deutsche Robert Koch-Institut seit über 30 Jahren auf einer Erkrankungsrate von 60.000 bis 100.000 beharrt und sich – zusammen mit sieben verbleibenden (alten) Bundesländern – einer generellen Meldepflicht verweigert. Siehe auch Gesundheitspolitik: im Europa-Parlament, Seite….

Jammern über hohen Verbrauch von Antidepressiva, aber…

Die Deutsche Gesellschaft für Psychosomatische Medizin und Ärztliche Psychotherapie (DGPM) kritisierte im September 2018 die Dominanz von Medikamenten in der Therapie von Depressionen. Die jährlich verabreichte Menge würde reichen, 3,8 Millionen Menschen das ganze Jahr über mit Tabletten zu versorgen. Das seien sieben Mal so viele wie noch vor 25 Jahren.

Die DGPM sieht es für wichtiger an, Psychotherapie statt Pillen zu verabreichen. Damit werden sie aber die Pharmaindustrie stark verärgern. Antidepressiva gehören zu den sogenannten Blockbustern unter den Medikamenten, also ein besonders erfolgreiches Medikament, das jährlich einen Umsatz von mehr als einer Milliarde US-Dollar generiert.

Prof. Gerd Glaeske, Leiter der Abteilung für Gesundheit, Pflege und Alterssicherung am Forschungszentrum Ungleichheit und Sozialpolitik der Universität Bremen legt zum Thema den Finger in die Wunde, mit der auch viele Borreliose-Patienten herumlaufen. Offenbar werde 50 bis 60 Prozent der Depressionspatienten ausschließlich von ihrem Hausarzt behandelt. Wie aus Kassendaten hervorgehe, verschreiben Allgemeinärzte und Internisten besonders häufig das Mittel Opipramol, ein angstlösendes und stimmungsaufhellendes Antidepressivum, für das ein überzeugender Wirksamkeitsnachweis fehle.

Zurück zu den 25 Jahren. Die Hotline-Berater der Patientenorganisation BFBD wissen ein Lied davon zu singen, wie häufig Borreliosepatienten ohne Antikörpernachweis aber mit Schmerzsymptomen vermeintlich als depressiv behandelt werden. Die Reha-Versorgung in psychosomatischen Kliniken sei schon fast regelhaft. Manchmal dauere es mehrere Jahre, bis sich ein Patient aus der Antidepressiva-Behandlung löst und die Spur zur wahren Ursache aufnimmt. Ähnliche scheinbar unerklärliche Anstiege bei Medikamenten gegen Schmerzen, für Muskelentspannung gebe es ebenfalls in der

Beschau von 25 Jahren; besonders ausgeprägt bei Rückenschmerzen.

Diclofenac weiter im Gespräch

Eine dänische Studie bestätigt durch die Einnahme von Diclofenac ein erhöhtes Herz-Kreislauf-Risiko mit Ereignissen wie Herzinfarkt und Schlaganfall. Das entzündungshemmende Schmerzmittel (häufig nur mit dem Handelsnamen Voltaren bezeichnet) stammt aus den 1960-er Jahren. Anfangs nur in der Rheumabehandlung eingesetzt, etablierte es sich zur Allround-Medizin bei Schmerzen, aber auch vorbeugend bei zu erwartenden Leistungsexzessen. Speziell aus den Kreisen der Profifußballer gibt es einen Fall, wo die dauerhafte und prophylaktische Einnahme zu Nierenversagen führte. Selbst Mediziner schlucken die Droge prophylaktisch nach einem intensiven Tennisspiel, um den Muskelkater am nächsten Morgen zu verhindern.

Diclofenac gehört zu den sogenannten nichtsteroidalen Antirheumatika (NSAR) – auch nichtsteroidale Antiphlogistika (NSAP) oder NSAID (non-steroidal anti-inflammatory drugs) – das sind Schmerzmittel; im Gegensatz zu den Glucocorticoiden, die als steroidale Antirheumatika bezeichnet werden. Die Kategorie wurde in den späten 1950er Jahren eingeführt, um den Unterschied zu sogenannten steroidalen (hormonhaltigen) Antirheumatika mit teils schweren Nebenwirkungen zu verdeutlichen.

Diclofenac ist bei den NSAID ein Sonderfall, weil die Halbwertzeit mit ein bis zwei Stunden sehr kurz ist.

Daher sind für eine längere Schmerzlinderung relativ hohe Dosierungen erforderlich. Ein Beweis für das Studienergebnis, das eine Zusammenschau mehrerer nicht randomisierter Studien darstellt, steht jedoch noch aus. Sie basiert auf der Tatsache, dass dänische Patienten in unterschiedlichen Registern stets die gleiche Identifikationsnummer haben und so die Verschreibung des Medikaments mit dem Auftreten bestimmter Erkrankungen gut abzugleichen ist.

Untersucht wurden schwere kardiovaskuläre Ereignisse wie Vorhofflimmern, Schlaganfall, Herzversagen und der Myokardinfarkt im Vergleich mit anderen NSAID wie Paracetamol und Ibuprofen, mit denen das Risiko zumindest vermindert auftaucht. Vielleicht wurden sie auch nur nicht gründlich genug untersucht. Für den Einzelnen sei das Risiko jedoch überschaubar, berichtete das Deutsche Ärzteblatt. Die absolute Gefahr, nach der Einnahme von Diclofenac in den folgenden 30 Tagen Vorhofflimmern, Herzversagen oder einen Schlaganfall zu erleiden, betrug 0,10 Prozent. Auf 100 Personenjahre Diclofenac kämen 1,29 Ereignisse.

Crowdfunding

6,7 Millionen US-Dollar für alternative Therapien

Die Idee, wildfremde Menschen zu gewinnen, eine bestimmte Sache mitzufinanzieren, stammt aus den USA, wird aber auch in Europa angewandt. Vom englischen „Crowd" für Menschenmenge und „Funding" für Finanzierung abgeleitet, werden so Gelder gesammelt, um nicht selten neue Geschäftsideen und Visionen zu realisieren. Hauptspielplatz ist dabei überwiegend das Internet mit seinen interaktiven Möglichkeiten.

Auch in Deutschland gibt es im Bereich Borreliose immer mal wieder Projekte, wo einzelne Erkrankte die Gemeinschaft um finanzielle Hilfe bitten, um bestimmte Therapien erhalten zu können. Vor Jahren erbettelte sich ein junger Mann mit schwerer Lyme-Borreliose in Südwestdeutschland Gelder für eine Stammzellentherapie in Indien. Wie zu hören war, sei sie sogar gelungen. Es gehe ihm blendend. Umso bedauerlich ist, dass er nie bereit war, darüber ein Interview zu geben, wie die Behandlung durchgeführt wurde, wie lang sie gedauert habe, wie sich die Schritte zur Gesundheit gezeigt hätten und beispielsweise, ob er heute noch weiterer Behandlung bedürfe.

Aus den USA klingt die Kunde, dass auch in Nordamerika auf diese Weise versucht werde, sich alternative Behandlungen finanzieren zu lassen, die das Versicherungssystem nicht übernehme. Vor allem Homöopathie und Naturheilkundliche Therapien würden die meisten Spenden generieren. Von erbetenen 27,3 Millionen US-Dollar, um die zwischen 2015 und 2017 in 1.059 Spendenkampagnen aufgerufen wurde, kamen immerhin 6,7 Millionen US-Dollar zusammen. Quelle: Amerikanisches Ärzteblatt 2018 (JAMA 2018; 319:1935-1936 und 320: 1705-1706).

Antibiotikaresistenz durch Mobilfunk und WLAN

"Die alltagstypischen gepulsten Funkwellen von Mobiltelefonen und WLAN-Netzwerken beeinflussen die Wirkung von Antibiotika auf Bakterien bis hin zur Resistenzbildung." Die sechsköpfige Wissenschaftlergruppe unter Prof. M. Taheri (Department of Microbiology, School of Medicine, Kerman University of Medical Sciences, Kerman/Iran) publizierte im Januar 2017 in

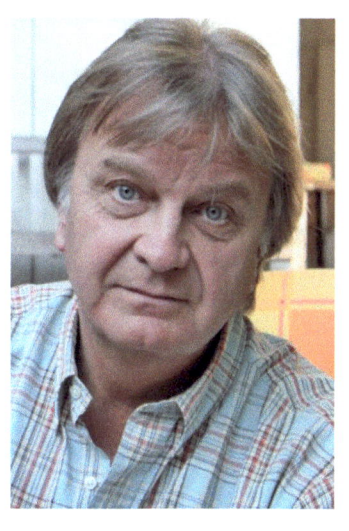

der medizinischen Meta-Datenbank PubMed/NCBI. "Die Mikrowellen von Handys beziehungsweise Smartphone und WLAN-Routern, auch mit WLAN bestückten Notebooks, Tablets oder anderen Geräten verändern die Anfälligkeit pathogener Mikroorganismen gegen Antibiotika, was sie widerstandsfähig gegen die Medikamente macht."

Antibiotikaresistenz ist eine der zurzeit wesentlichsten Bedrohungen für die Gesundheit. Die Weltgesundheitsorganisation warnt, dass dieses Problem weltweit sprunghaft ansteigt, was zu komplizierten und längeren Klinikaufenthalten, höheren Medikamentenkosten und zunehmenden Krankheits- und Todesraten führt. Bakterien werden immer mehr gegen fast alle üblichen Antibiotika resistent. Das muss Gründe haben. Verdächtigt wurden bisher der maßlose Einsatz von Antibiotika - auch Reserveantibiotika für besonders lebensbedrohliche Notfälle - in der Massentierhaltung und die zu oft übertriebene oder auch falsch dosierte Anwendung in der Humanmedizin. Nun kommt mit dieser Studie als ein weiterer Faktor die Belastung durch Funktechniken hinzu, und sie bestätigt vorangegangene.

"Die sprunghaft steigende Nutzung von Telekommunikations-techniken wie Handys, Smartphones, Schnurlostelefone, WLAN, Bluetooth und Funknetzwerke wie auch Mobilfunk-basisstationen führt zu immer höheren Belastungen durch elektromagnetische Felder. Entsprechend werden Organismen aus unterschiedlichsten Signalquellen immer häufiger und immer heftiger exponiert."

Die Mikrobiologen der Kerman Universität haben Experimente mit zwei häufig genutzten Funkquellen durchgeführt - Handy und WLAN - und waren überrascht, dass deren Strahlung die Wirkung antibiotischer Medikamente auf krankmachende Erreger beeinträchtigen. Die auf Nährböden kultivierten Bakterien - Listeria monocytogenes und Escherichia coli - wurden mit diversen Antibiotika konfrontiert: Aztreonam, Cefotaxim, Ceftriaxon, Ciprofloxacin, Doxycyclin, Imipenem, Levofloxacin, Piperacillin und Sulfamethoxazol-Trimethoprim. Die Wissenschaftler zum Ergebnis ihrer Studie: *"Die grampositiven und gramnegativen Bakterienstämme reagieren auf die Provokation mit elektromagnetischen Feldern, wenn auch unterschiedlich. Die Bakterien waren fähig, auf Umweltstressfaktoren zu antworten und zwar mit spezifischen Funktionen, die sie aktivieren, unter anderem über Ionenkanäle, Membranveränderung, DNA-Reparatursysteme, auch über ihre Effluxpumpen sowie durch Interaktionen von Molekülen und antibakteriellen Wirkstoffen."*

Effluxpumpen bestehen aus Proteinen, die schädliche Substanzen aus Bakterien und anderen Zellen wieder hinaus befördern können. Dieser Mechanismus wird schon länger für eine Antibiotikaresistenz bei Bakterien oder Antimykotikaresistenz bei Pilzen verantwortlich gemacht.

www.ncbi.nlm.nih.gov/pmc/articles/PMC5298474/

Millimeterwellen verändern Stoffwechselprozesse bei Bakterien

Die Wissenschaftler Diana Soghomonyan, Karen und Armen H. Trchounian vom Institut für Mikrobiologie und Biotechnologie an der staatlichen Yerevan Universität in Armenien suchten nach Antworten auf die Frage: "Wie reagieren Bakterien auf die Millimeterwellen der Umwelt?" Millimeterwellen, das sind elektromagnetische Felder sehr hoher Frequenzen über 30 Gigahertz, ein recht neuer Umweltfaktor, der mehr und mehr in unsere Lebensräume einzieht. Bisher wurden sie beim militärischen Radar, in der Gebäudeüberwachung (Alarmanlagen), beim Abstandsradar von Fahrzeugen und für Körperscanner eingesetzt. Ein neuer WLAN-Standard funkt ebenfalls mit Millimeterwellen um 60 GHz. Andere Funktechniken werden sich hinzugesellen, an erster Stelle der neue Mobilfunkstandard 5G. 5G soll alles bisher Dagewesene in den Schatten stellen und jeden Quadratmeter auf der Erde erfassen, versorgen, bestrahlen..., drinnen wie draußen: das Land, die Meere, in Häusern, überall. Das mit Frequenzen eben bis in den Millimeterbereich.

Die Forscher veröffentlichten in PubMed im Juni 2016: "Bakterien und andere Zellen können in diesem Frequenzbereich untereinander kommunizieren. Die Millimeterwellen beeinflussten Escherichia coli und weitere Bakterien, veränderten deren natürliche Eigenschaften und Aktivitäten und drosselten deren Wachstum. Die Bakterien veränderten ihre Reaktionen auf verschiedene Chemikalien einschließlich diverser Antibiotika." Sprich auch hier: Antibiotikaresistenz. Die Effekte passierten bei nichtthermischen, alltagsüblich niedrigen Intensitäten, denen Millionen Menschen ausgesetzt sind. *"Die Effekte sind bedeutend, um die veränderten Stoffwechselvorgänge der Bakterien in unserer Umwelt zu verstehen, speziell weil sie zu Antibiotikaresistenz führen können."* *www.ncbi.nlm.nih.gov/pubmed/27087527*

Millimeterwellen verändern das Erbgut

Schon 1992 und erneut 1994 und 1996 stellte Prof. Igor Belyaev und seine Forschergruppe am russischen Moscow Engineering Physics Institute der Universität Moskau fest, dass Bakterien von elektromagnetischen Wellen beeinflusst werden: *"Escherichia coli Bakterien wurden mit Millimeterwellen bestrahlt. Die Funkwellen veränderten das Genom der Erreger."* Mehrere Wissenschaftlerkollegen bestätigten in den Jahren danach die Moskauer Erkenntnisse.

www.tandfonline.com/doi/abs/10.3109/15368379409030698

Widerstandsfähiger, krankmachender... durch Elektrosmog

Verschiedene internationale Wissenschaftler(gruppen) fanden in den vergangenen 25 Jahren unterschiedlichste Effekte bei mit elektromagnetischen Feldern konfrontierten Bakterien. Dabei ging es ebenfalls um Resistenzen gegen antibiotische Substanzen, aber auch um die erhöhte pathogene Potenz der Erreger und deren Wachstumsbeschleunigung.

Bakterien werden giftiger und aggressiver

Dass Parasiten wie Pilze und Bakterien auf Elektrosmog reagieren, berichtet auch der Neurologie- und Infektionsexperte Dr. Dietrich Klinghardt. Der Mediziner und Leiter des Instituts für Neurobiologie in Seattle/Washington konfrontierte die Krankmacher mit den Mikrowellen des Mobilfunks und Feldern aus Installationen, Geräten und Kabeln. *"Wir haben in Kulturen die Giftfreisetzung von Pilzen ermittelt. Provoziert man die Pilze mit dem Handyfunk, steigert sich deren Mykotoxinaktivität um das 600fache, es werden also 600-mal mehr Pilzgifte produziert und ausgeschieden als ohne Funkbelastung. Und die Pilze werden mit Elektrosmog noch aggressiver als ohne. Keime in unserem Körper erzeugen ständig Toxine, um sich zu schützen, vor Medikamenten, vor unserem Immunsystem und auch vor elektromagnetischen Feldern. Das Wachstum der Keime und die Virulenz (Fähigkeit, Krankheit hervorzurufen) ihrer Toxine erhöhen sich dramatisch unter dem Einfluss elektromagnetischer Felder, besonders vom Mobilfunk und von schnurlosen Telefonen."*

"Es gibt einen Zusammenhang zwischen elektromagnetischen Feldern und chronischen Entzündungen wie zum Beispiel Borre-

liose, auch mit Schwermetallbelastungen, das gilt besonders für schwere Erkrankungen wie MS, ALS oder Alzheimer. Es ist als Erste-Hilfe-Maßnahme das Wichtigste, zuerst den Elektrosmog zu reduzieren, dann die Infektion zu behandeln oder die Amalgamfüllungen und andere Metall- wie Giftbelastungen zu beseitigen." Die Reduzierung von Feldbelastungen sei ganz besonders vor und während der Schlafphase wichtig, weil die Felder neben vielen anderen unguten Auswirkungen auch das Hormon Melatonin drosselten. Melatonin ist für zahlreiche biologische Abläufe zuständig, unter anderem für den gesunden Schlaf, es schützt vor Krebs, steigert die Immunaktivität und entgiftet.

"Melatonin ist die wichtigste Entgiftungssubstanz für Gehirn und Nerven und ist der wesentlichste Gegenspieler zu Umweltgiften, Schwermetallen und Toxinen von Bakterien, Viren und Pilzen. Der Handyfunk und die vielen anderen elektromagnetischen Feldeinflüsse zu Hause verhindern speziell abends und nachts, dass wir das Melatonin ausreichend bilden können. Diese fatale Kombination ist der Hauptgrund für das massive Ansteigen der neurologischen Erkrankungen."

Mehr hierzu und zu Dr. Klinghardt in dem Buch "Stress durch Strom und Strahlung", unter anderem auf den Seiten 230, 237, 375-377, 557-559, 622, 694, 945 und 948.

Warnungen von Medizinern

Die Warnungen von Wissenschaftlern und Ärzten nehmen zu, so auch von dem US-Mediziner Dr. Joseph M. Mercola: Die 5G-Strahlung könne das weltweite Drama um die wachsende Antibiotikaresistenz zusätzlich verschärfen, eben weil sich Bakterien durch solche Mikro- und Millimeterwellen verändern und noch resistenter werden. Wozu Bakterien unter dem in unserem modernen Digitalleben nicht enden wollenden Wellenbeschuss sonst noch mutieren könnten, wüsste niemand. Tierversuche hätten gezeigt, dass sie für Augen- und Herzprobleme, Immunschwäche oder Schmerzen verantwortlich sind. *"Die Strahlung dringt in Haut und Gewebe wenige Millimeter tief ein und wird von den Oberflächenschichten der Augenhornhaut absorbiert."*

https://articles.mercola.com/sites/articles/archive/2018/04/0 3/5th-generation-wireless-network.aspx

Schneller, länger...

Prof. Eshel Ben Jacob vom Institut für Physik an der israelischen Universität Tel Aviv stellte 2010 fest, dass im Wasser lebende Bakterien zwei bis dreimal schneller wachsen und besonders lange leben, wenn das Wasser ein bis zwei Stunden mit schwachen elektromagnetischen Feldern bestrahlt wird. *"Es scheint, dass es viele Gene gibt, die beim Stoffwechsel und der Entwicklung der Bakterien beeinflusst werden."* *"Unser Wissen ist ein Tropfen - Wasser, das unbekannte Wesen", gesendet in 3sat, Phoenix, ORF: www.youtube.com/watch?v=XmLMPW9cFI*

Abtötung von Parasiten mit elektrischen und magnetischen Feldern

Elektrizität soll Bakterien und andere krankmachende Parasiten in uns sogar töten können. Hierfür kommen so genannte Zapper, Pulser und andere Elektrotherapiegeräte zum Einsatz. Die emittieren über Elektroden und Spulen elektrische Spannungen, Ströme und/oder Magnetfelder auf und in unsere Körper und greifen auf diese physikalische Weise mit teilweise sehr hoher Intensitäten und unterschiedlichsten Frequenzen die in uns schmarotzenden Mikroorganismen an.

Wolfgang Maes, Neuss 9/2018

Bestimmte Antibiotika ausschließlich für Menschen

Im Oktober 2018 verabschiedete das Europa-Parlament eine Neuregelung für die Gabe von Antibiotika für Rinder, Schweine, Geflügel und andere Nutztiere. Die Vertreter der Mitgliedsstaaten haben sich nach mehrjährigen zähen Verhandlungen „verständigt", heißt es. Nun müsse nur noch der Rat der Mitgliedsstaaten formell zustimmen. Anschließend hätten die EU-Mitgliedsstaaten drei Jahre Zeit, um die neuen Vorschriften umzusetzen.

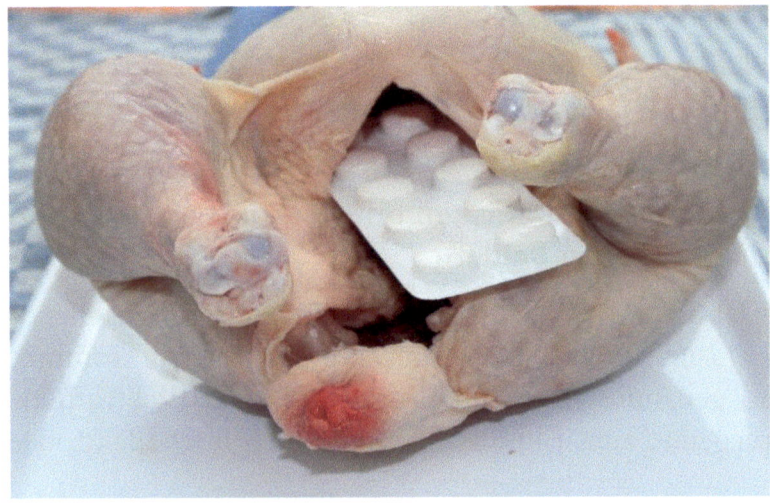

Die Verordnung sieht vor, bestimmte Antibiotika ausschließlich für Menschen zu verwenden. Derzeit werden zum Beispiel Hühner mit Doxycyclin zum Wachsen gebracht, das häufigste Antibiotikum, das Menschen bei Lyme-Borreliose verabreicht wird. Auf diesen Missstand – speziell in NRW und Niedersachsen sind immense Antibiotikagaben bekannt geworden - hat der Borreliose und FSME Bund Deutschland (BFBD) schon vor Jahren und mehrfach hingewiesen.

Grundsätzlich solle die präventive Verabreichung von Antibiotika in der Tierhaltung eingeschränkt werden. Tiergruppen dürfen nur dann komplett behandelt werden, wenn die gesamte Gruppe Symptome zeige und nicht einzelne. Diese Neuregelung gelte auch für importierte Futterstoffe. Auch mit Zusätzen im Futter wird bis jetzt erreicht, dass die Tiere schneller wachsen. Quelle: EU und aerzteblatt.de

Probiotika

Was Forscher so alles herausfinden

Das israelische Forscherteam um den Immunologen Eran Elinav vom Weizmann Institute of Science, weckte Zweifel an der Gabe von Probiotika. Im Test mit Mäusen würden Probiotika die Erholung der Darmflora verzögern, statt sie zu beschleunigen. Der Versuch mit zwei Gruppen Menschen sah etwas anders aus. Bei einer Gruppe überlebten die Probiotika im Darm, bei der zweiten waren sie komplett verschwunden. Elinav folgert daraus, dass nicht jedes Probiotikum für alle Menschen geeignet sei. Dem kann man mit gesundem Menschenverstand sicher zustimmen, denn jede Darmflora hat eine andere Zusammensetzung, je nach dem, was man isst, trinkt und wie man die zugefügten Stoffe verstoffwechselt. Brauchen wir dazu aufwendige Studien? Elinav empfiehlt als effektivste Maßnahme, dem Patienten vor der Antibiotikagabe Stuhlproben zu entnehmen, daraus ein individuelles Präparat herzustellen, das man dem Patienten nach der Antibiotikabehandlung zur Einnahme gibt. Dies ist ein hypothetischer Ansatz nach der Logik, dass der Mensch eine Maschine ist, mit linear gesteuerten Abläufen, die man vor und nach der Gabe von Antibiotika messen könne. Aber das glauben unsere Leitlinien-Autoren ja auch. Bei Borreliose: Mund auf. Doxycyclin rein. Borrelien tot. Mensch gesund.

Neuroborreliose und Hautkrebs

Es braucht Dänische Forscher, die sich mit den Folgen einer Neuroborreliose befassen. Erste Ergebnisse einer bevölkerungsweiten Kohortenstudie mit 2.026 Patienten in den Jahren 1985 bis Februar 2016 finden sich bereits in BORRELIOSE WISSEN Nr. 38; da ging es eher nebenbei um Hauttumore, die bei Patienten mit Neuroborreliose häufiger gesehen wurden als bei der Normalbevölkerung. Quelle: Deutsches Ärzteblatt. Aber ansonsten: Exzellente Prognose, mit einer Neuroborreliose weiterleben zu können.

Etwas tiefer in diese Studie tauchte die Medical Tribune ein. Sie berichtete unter dem 1. November 2018, dass Lyme-Neuroborreliose in Dänemark zu den häufigsten bakteriellen Infektionen des zentralen Nervensystems zähle und dass bis zu 28 Prozent der Patienten auch nach Behandlung weiterhin unter Restsymptomen wie Fatigue, Schmerzen sowie neurologischen oder kognitiven Einschränkungen leiden würden. Verglichen mit der Kontrollgruppe von 20.660 Nichtinfizierten war das Langzeitüberleben der Borreliosepatienten zwar nicht herabgesetzt, aber die Gruppe um Prof. Dr. Niels Obel vom Kopenhagener Uniklinikum fand ein dreifach erhöhtes Risiko für maligne (bösartige) hämatologische Erkrankungen (Blutkrebs) und ein um 50 Prozent höheres Risiko für Hautkrebs.

Das Fazit der Autoren wird zwar von der Medical Tribune als eindeutig und unmissverständlich dargestellt, es schwächt nun aber plötzlich den möglichen Zusammenhang für erhöhte Risiken für Krebserkrankungen ab. „Man könne keinen kausalen Zusammenhang" sehen. Möglich sei, dass die Neuroborreliose den Ausbruch einer womöglich schon latent vorhandenen hämatologischen Malignität gefördert habe. Das erhöhte Hautkrebsrisiko müsse nicht ursächlich mit der Neuroinfektion in Verbindung stehen. Vielmehr könnten vermehrte Outdoor-Aktivitäten das Bindeglied zwischen Zeckenstich, Borrelieninfektion und Krebs sein.

Unser Fazit: Was soll das? Das klingt, als habe man nach der ersten Veröffentlichung der Studie am 1. Juni 2018 im Deutschen Ärzteblatt einen Anruf von potenter Stelle erhalten, das Thema etwas differenzierter für die deutsche Ärzteschaft zu bearbeiten, freilich noch immer mit künstlichen Vorbehalten, keine kausalen Zusammenhänge herzustellen, auch wenn sie eindrucksvoll auf dem Tisch liegen. Quelle: Obel N et al. BMJ 2018; 361:kl998

Morgellons: unheimlich, heimlich, verheimlicht

Vor Jahren stürzte sich eine Frau über München aus einem Heißluftballons, weil sie weder Schmerzen noch Ausgrenzung durch Ärzte ertragen wollte. Sie litt unter Morgellons, faserähnliche Gebilde, die aus Haut, Augen und After wachsen oder sich – ohne Verbindung nach außen, ohne Verletzungsspuren - unter der Haut sichtbar ins Gewebe einbetten. Niemand weiß, woher sie kommen. Aber es gibt Vermutungen, mehr als einen Verdacht und endlich ein erstes Zusammentreffen von Ärzten und Betroffenen.

Noch kursieren Berichte, dass es sich dabei um ein wahnhaftes Verhalten Betroffener handeln würde, die sich die Fasern selbst in die Haut einbrächten. Selbst wenn keine Verletzungen sichtbar sind, wenn die Haut verschlossen und heil ist, wird ihnen Selbstverletzung unterstellt. Betroffene agierten deshalb bis jetzt nur unter Falschnamen oder anonym, aus großer Sorge, dass sie als wahnhafte Personen verunglimpft werden. Dies ist kein Phänomen aus Deutschland, sondern weltweit.

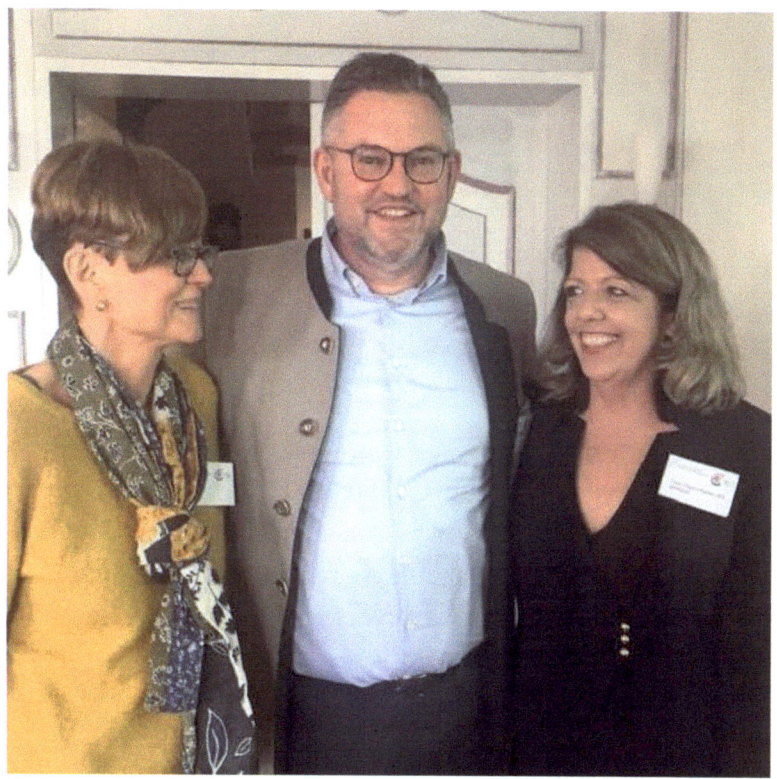

Petra Hahn, Carsten Nikolaus, Cindy Casey-Holman

Erstmals fand am 20. Oktober 2018 eine Erste europäische Konferenz in Augsburg statt. Die Fortbildungsakademie der Borreliose-Clinic Augsburg (BCA) (http://www.bca-clinic.de/de/bca-academy/) lud in Kooperation mit der Charles E. Holman-Stiftung, USA, zu einem interdisziplinären Austausch ein. Die 40 Konferenzteilnehmer kamen mehrheitlich aus den USA, aber auch aus Kanada, den Niederlanden, aus Österreich, Italien und Deutschland. Darunter die kanadische Mikrobiologin Dr. Marianne Middelveen

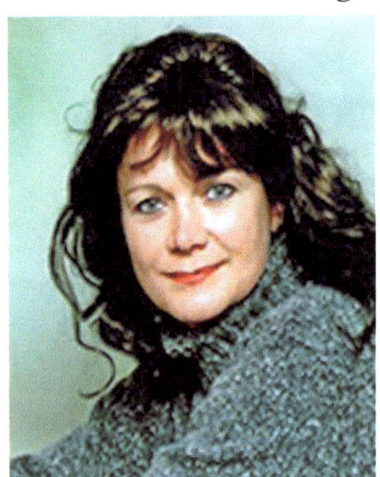 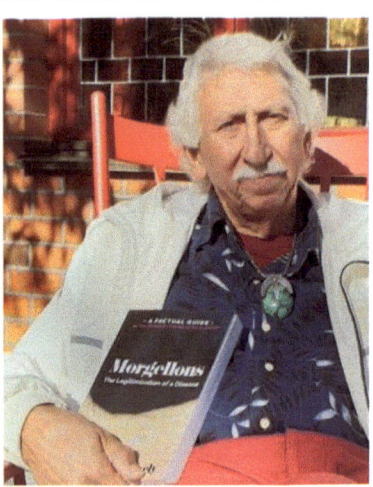

(links) von der Vet Uni Calgary, Dr. Ginger R. Savely, weltweit bekannte Morgellons-Expertin aus Mexiko, Prof. Carlo Maria Mortellaro (rechts), Italien, der vergleichbare Phänomene an Weidetieren entdeckte, Dr. Carsten Nicolaus von der BCA-Clinic Augsburg, Petra Hahn, Initiatorin der Morgellons-Selbsthilfe sowie die selbstbetroffene Gründerin der Charles E. Holman-Stiftung, Cindy Casey-Holman.

Cindy Casey-Holman eröffnete die Konferenz mit einem bewegenden Vortrag über ihr eigenes Schicksal und einen Ausschnitt ihres Films „under the skin". Sie war viele Jahre arbeitsunfähig und stieß selbst als Intensiv-Krankenschwester auf medizinisches Desinteresse. Im Gegenteil: Sie wurde psychiatrisiert und eingeordnet als Frau mit Parasiten-Wahn, die sich die Fasern selbst einbringe.

Dr. Marianne Middelveen, die mit Raphael Stricker und Eva Sapi (beide USA) auf dem Gebiet der Borreliose zusammenarbeitet, steht wie die übrigen Experten unter dem Druck, dass diese Erkrankung nicht als Entität (etwas, das existiert) akzeptiert wird, sondern Patienten und deren Ärzten mit Hohn und Schande begegnet wird.

Was ist Morgellons?

Es handelt sich um eine Multisystemerkrankung, die sich durch die Bildung ungewöhnlicher Fasern (Morgellonen) in der Haut bemerkbar macht. Diese Morgellonen lassen sich, wenn sie aus der Haut wachsen, herausziehen. Andere liegen unter der Haut, ohne dass einen Verletzung oder Öffnung zu sehen ist. Es gibt sie auch in der Mundschleimhaut, in der Vagina und im Rektum. In der Mikroskopie erscheinen sie häufig rot, blau, schwarz, weiß oder klarsichtig, zum Beispiel wenn sie unter den Fingernägeln herauswachsen. Sapi identifizierte derartige Keratin-Filamente als Alginat, der Klebstoff der Borrelien-Biofilme. Die meisten dieser Morgellonen bestehen aus Kollagen. Rund um die Haarfollikel sieht man häufig sandartige Körnchen.

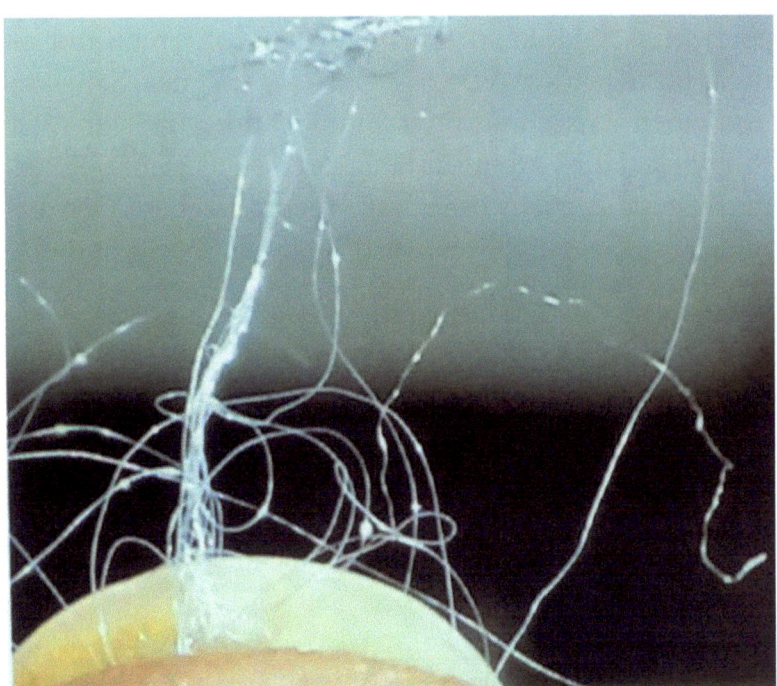

Betroffene sind meist immunsupprimierte Patienten, deren Immunsystem zum Beispiel durch HIV oder Organtransplantation mit Absicht herabgesetzt ist. 97 Prozent hatten eine nachgewiesene Borreliose. Aber nur sechs Prozent aller Borreliose-Patienten leiden auch an Morgellons. Es fanden sich jedoch auch Ko-Infektionen wie Helicobacter pylori (Magenkeim), Ehrlichien, Bartonellen, Rickettsien, Chlamydien, Mycoplasma, Yersinien, Babesien, Hundespulwurm, Schweinespulwurm, Toxoplasmose sowie Viren der Art EBV, CMV, HSV, Coxsacki, Parvo B19.To. Das BCA sieht in 85 Prozent der Fälle Chlamydia pneumoniae als nicht-von Zecken übertragene Ko-Infektion.

Prof. Carlo Maria Mortellaro berichtete über eine vergleichbare bakterielle Infektion bei Weidetieren, nach ihm Mortellaro-Krankheit benannt. Dabei kommt es an den Klauen der Tiere zu Blutausschwitzung, vermehrte Hornbildung, Bildung schwarz pigmentierter Krusten und sehr langen abstehenden Haaren. In den befallenen Klauen wurde eine Vielzahl von Bakterien gefunden, unter anderem auch Treponema brennaborense aus der Gattung der Spirochäten. (Borrelien sind auch Spirochäten, spiralförmige Bakterien).

Ginger Savely über die zehn Hauptsymptome der Morgellons-Erkrankung; die häufigsten aus der Beobachtung von 120 Patienten:

- Kribbeln unter der Haut
- Spontan auftretende, langsam heilende Hautverletzungen
- Tiefe Müdigkeit
- Schlafunregelmäßigkeiten
- Hyperpigmentierte Narben nach Läsionenheilung
- Intensiver Juckreiz, bevor Läsionen auftreten
- Gehirnnebel (Schwierigkeiten beim Denken, Konzentrieren, Erinnern)
- Samen- und Kaffeesatzähnliche Objekte auf der Haut
- Ungewöhnliche Reizbarkeit

Ein teilnehmender Betroffener erzählte, dass er seit den Morgellons keine bakteriellen Infektionen mehr, selbst bei verschmutzter Wunde, bekomme, dass sich Wunden auffallend schnell schließen. Er beobachtete an sich, dass eine angedockte Zecke von rasch austretendem Schleim eingehüllt und in die Haut gezogen worden sei.

Therapie

Bei diesem Thema – so der Berichterstatter – seien alle Experten nicht eindeutig, fast geheimnisvoll. Von Heilung sprach eigentlich niemand auf diesem Kongress, eher von Besserung und noch Herumprobieren. Auf alle Fälle müsse eine Lyme-Borreliose behandelt werden, wenn sie diagnostiziert sei, auch die Bartonellen. Ginger ist der Meinung, dass der Erfolg sicherer sei, je stärker und aggressiver man antibiotisch behandele. Ginger gibt am liebsten drei Antibiotika gleichzeitig, immer ein Sulfonamid und zwei intrazellulär wirkende, und „wenn der Patient einen Saumagen habe", auch die doppelte Dosis. Penizilline und Cephalosporine hätten keinerlei Effekte gegen Morgellons.

Kombinations-Behandlungen von Antibiose und Karde seien kontraindiziert und würden zu dauerhafter Verschlechterung der Gelenk- und Muskelbeschwerden führen. Am besten solle man die Antibiotika alle zwei Wochen wechseln. Auch die Kombination von Antifungata (Antipilzmittel) mit Minocyclin habe schon Besserung beigebracht.

Therapiedauer

Savely betonte, dass die Patienten sehr geduldig sein müssten. Im ersten Jahr würde sich fast gar nichts bessern, man müsse mit einer ununterbrochenen Therapiedauer von zwei bis fünf Jahren rechnen.

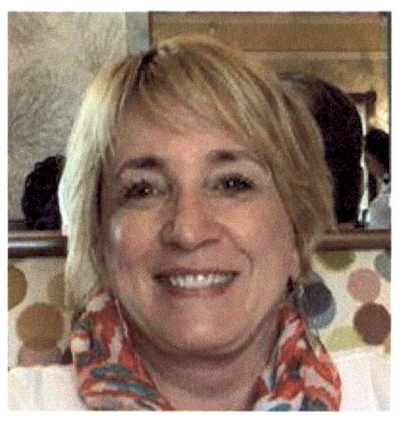

Konferenz-Initiator Carsten Nicolaus, der sich in Deutschland Morgellon-Patienten annimmt und über einen Erfahrungshorizont von etwa 1000 Morgellonspatienten verfügt, betonte wie Savely, dass man für Morgellonspatienten einen ganzheitlichen Behandlungsplan erstellen und durchsetzen müsse, um „so etwas wie Erfolg" sehen zu können. Beide plädieren für ein Acht-Stufen-Programm, wobei die Antibiose nur einer Stufe entspreche. Wichtigster Anteil sei Stress-Management und Stimmungskontrolle. Nicolaus setzt deshalb auch Schmerzmittel und Stimmungsaufheller (Antidepressiva) ein, die den Patienten mentale Erleichterung brächten.

Steinzeiternährung

Sie setzt sich hauptsächlich aus Nahrungsmitteln zusammen, die schon in der Altsteinzeit verfügbar waren: Gemüse, Wildfleisch, Beeren, Meeresfisch, Eier, Obst, Kräuter, Pilze, Nüsse, Esskastanien, Honig.

Zu vermeiden seien Milchprodukte, Getreide und Getreideprodukte, Zucker, Alkohol, Fertiggerichte aus industrieller Verarbeitung.

Savely wies auf die Ernährung hin. Eine ihrer Patientinnen sei erst durch die Umstellung auf Paleo (Steinzeiternährung) ziemlich beschwerdefrei geworden.

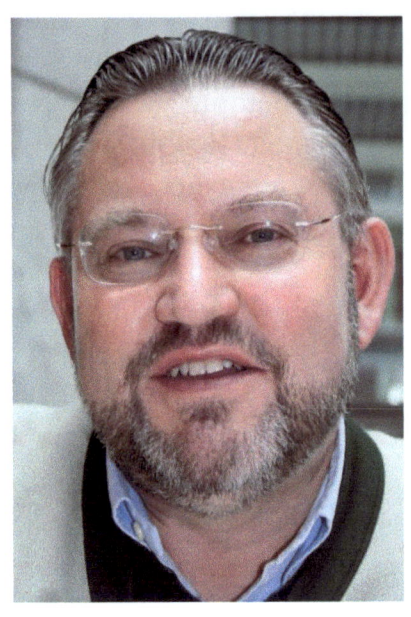

Carsten Nicolaus setzt neben der Antibiose auf Naturheilmittel, die es als Fertigmischungen gebe und die auch studienmäßig abgesichert gute Erfolge zeigten. Man müsse aber damit rechnen, dass eine derartige Phytotherapie zwei bis drei Mal so lange dauere wie eine Antibiose gegen Lyme-Borreliose.

In Deutschland organisierte sich die „Selbsthilfegruppe Morgellon Deutschland" unter der Initiatorin Petra Hahn über ihren Facebook-Account. Lange wagte sie es nicht, unter ihrem Namen an die Öffentlichkeit zu gehen, weil sie wie viele Patienten damit rechnen musste, von Ärzten stigmatisiert zu werden.

Charles E. Holman-Stiftung

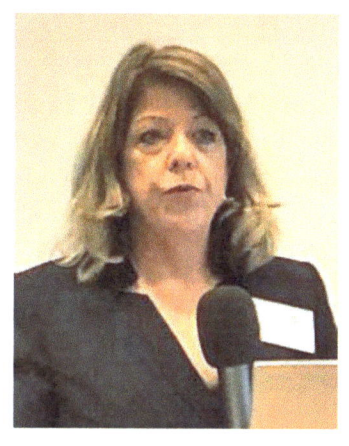

Sie ist eine Initiative von Cindy Casey-Holman, eine seit 20 Jahren auf Operationen am offenen Herzen und Organtransplantation spezialisierte Krankenschwester. Sie erkrankte 2005 an der Morgellons-Krankheit und gründete zusammen mit ihrem inzwischen verstorbenen Mann als Namensgeber diese, von der US-Bundesregierung als gemeinnützig bestätigte Organisation. Ziel ist es, Wissenschaftler und Betroffene zusammen zu bringen, Forschung zu initiieren und objektive Aufmerksamkeit weltweit für diese Erkrankung zu erzeugen.

Cindy hat mehrere Artikel zum Thema Morgellons verfasst und in mehreren lokalen und nationalen Fernsehsendern einschließlich Sendungen für den Discovery Health Channel, die Inside Edition und die Rachel Ray Show erschienen. 2011 arbeitete Cindy mit einem preisgekrönten japanischen Filmteam zusammen, um einen Dokumentarfilm über Morgellons Disease zu erstellen, der am 28. Januar 2012 in Japan im Prime Time-Programm des Fuji Television Network mit dem Titel Science Mystery ausgestrahlt wurde.

Meldezahlen RKI

Das Robert Koch-Institut (RKI) sammelt die Zahlen meldepflichtiger Krankheiten. Normalerweise hat jeder Bundesbürger mit Computer Zugang zum Meldesystem SurvStat, um sich tagesaktuell gemeldete Krankheiten, unterteilt nach Bundesländern, Meldejahren und –monaten abzurufen. Das war seit Anfang November 2018 bis Redaktionsschluss nicht mehr möglich. Angeblich sei man gehackt worden.

Borreliose in meldepflichtigen Bundesländern 04.12.2018

Bundesland	Mio: Eiw.	2014	2015	2016	2017	2018 Nov.
Bayern	12,8	3163	2974	4591	3536	4747
Berlin	3,5	635	627	896	763	707
Brandenburg	2,5	1419	1196	1765	1759	1461
Meck.-Vorpom.	1,6	791	784	993	1090	776
Rheinland-Pfalz	4,0	985	1076	1454	1083	1510
Saarland	0,9	193	166	197	196	369
Sachsen	4,0	1361	1338	2166	1882	1967
Sachsen-Anhalt	2,2	385	362	506	573	491
Thüringen	2,1	393	334	570	450	526

Die enormen Zuwächse in Bayern, Rheinland-Pfalz und dem Saarland (ausschließlich alte Bundesländer und erst seit 2011 und 2013 meldepflichtig geworden) lassen den Schluss zu, dass diese Meldesysteme andere Kriterien ansetzen, als die neuen Bundesländer, in denen die Meldepflicht seit Anfang der 90er Jahre existiert.

Wie unrealistisch diese RKI-Meldezahlen sind, offenbaren die Statistiken der Krankenkassen. Auf der Suche nach abgerechneten Borreliose verweigerte sich die Techniker Krankenkasse schriftlich, während AOK, Barmer und DAK ihre Auswertungen des ICD-10-Codes A69.2 zur Verfügung stellten. Selbst der Verband der Privaten Krankenversicherungen (PKV) behauptete, sie würden diese Diagnosen gar nicht archivieren, obwohl steigende Krankheitskosten immer als Grund für Beitragserhöhungen vorgeschoben werden. Aber rechnen und explorieren können wir auch so.

Versicherte 2016	%	2016	2017%	2017
AOK 26,3 Mio	0,369	100.000	0,35	101.500
Barmer 9,2 Mio	0,476	43.977	0,471	43.515
DAK 5,8 Mio	0,476	30.851	0,487	29.683

Hochrechnung der Prozentzahlen auf Basis von AOK, DAK und Barmer, weil Zahlen verweigert wurden

Techniker 10,2 Mio	0,440	46.818	0,436	43.600
BKK +Übrige 19.5 Mio	0,440	85.800	0,436	85.020
RKI 9 Bundesländer		12.331*		10.332*

*Meldezahlen unterliegen in diesen Statistiken immer geringen Schwankungen, die sich manchmal auch für zurückliegende Jahre zeigen. Wer diese Korrekturen vornimmt und weshalb, ist nicht zu erfahren.

„Patientenwohl"?

Das „Patientenwohl" kann nicht eine „politische" Angelegenheit sein. So wie die Forderung besteht, dass sich die SPD neu ausrichten soll, weil sie ihre Klientel verloren hat, so gehört es auch zu einem neuen Denkansatz, bezüglich des Patientenwohls. Die Medizin hat den Bezug zum Menschen verloren. „Der Mensch als Industriepalast" (Arzt Fritz Kahn circa 1923) trägt heute ökonomische Früchte wie nie. Der Mensch ist zum Ersatzteillager degeneriert oder hat „übergeordneten" Algorithmen zu gehorchen. Der Machbarkeitsanspruch der Medizin trägt inzwischen Züge einer Verachtung des Ursprünglichen des Menschen. Dabei wenden sich immer mehr ab, wenn eine Therapie nicht den Erfolg bringt – der Patient vom Arzt (schlicht tituliert mit „Zweitmeinung") oder der Arzt vom Patienten: „Das ist psychisch" – „Mein Arzt findet nichts" (AWMF_pl051-001). Dabei fehlt jegliche Betrachtung von Seele und Geist, weil diese Begriffe nicht Bestandteil von Wissenschaft sind und unter den gegebenen Umständen auch nicht sein können. Die Medizinphilosophie führt ein Schattendasein. Der „Mensch" ist das letzte Rad am Wagen der humanen Medizin.

Leserbrief von Günther Binnewies* am 06.03.2018 im Deutschen Ärzteblatt
*Von 2005 bis 2009 Vorsitzender im BFBD; Ehrenmitglied

Teure Lyme-Borreliose

In Deutschland wirken zwar einige sogenannte Gesundheitsökonome; aber keiner von ihnen käme auf die Idee, die Behandlungskosten von Borreliosepatienten hochzurechnen. In den USA schätzt man zwischen einer und drei Millionen Patienten mit chronischer Borreliose. Chronische Borreliose bedeutet kein unabwendbares Schicksal, sondern dauerhafte Minderbehandlung von Anfang an und Reglementierung in die Zukunft. Daher summieren sich Schätzungen für die Behandlung dieser chronisch Erkrankten auf jährlich wenigstens 75 Milliarden Dollar.

Diese Hochrechnung gründet auf den Basiszahlen des CDC (vergleichbar mit dem deutschen Robert-Koch-Institut), das von rund 300.000 jährlichen Neuerkrankungen ausgeht. Eine Studie der John Hopkins Universität analysierte, dass 40 Prozent der Borreliose-Patienten nicht frühzeitig diagnostiziert werden. Bei einer Umfrage unter 3.000 chronischen US-Borreliose-Patienten berichtete die Mehrheit, dass sie seit zehn und mehr Jahren erkrankt sei. Ein Fass ohne Boden. Deutsche Gesundheitspolitiker verschließen die Augen und befürworten eher Kampagnen der Pharmaindustrie, die Borreliose in ihren Arztfortbildungen als leicht zu heilende Krankheit darstellen.

Morbi-RSA hängt noch immer in der Luft

Die Innungskrankenkassen (IKK) wehren sich gegen Manipulationen im Morbiditäts-Risikostrukturausgleich (Morbi-RSA). Die 1994 eingeführte Regelung, die ungleichen Versichertenstrukturen der Gesetzlichen Krankenkassen finanziell über den Gesundheitsfonds auszugleichen, führte in der Vergangenheit zu Mogeleien mit den 80 Diagnosen; angeblich die häufigsten und finanziell belastetenden Erkrankungen Deutschlands. Krankenkassen mit Versicherten, die mit einer dieser Diagnosen belegt seien, profitieren finanziell durch staatliche Ausgleichszahlungen aus dem Gesundheitsfonds. Es gibt gute Gründe anzunehmen, dass die Diagnose Lyme-Borreliose in ihren verschiedenen Ausprägungen mit Diagnosen wie Depression, Multiple Sklerose und Parkinson belegt würde, die in den Morbi-RSA passen würden. Das lohnt sich für die Krankenkassen wie auch für die Ärzte.

Verschiedene Krankenkassen hatten in der Vergangenheit Ärzte ermuntert, ihre Diagnosen im Sinne des Morbi-RSA abzuändern, sodass mehr staatliche Unterstützung generiert werden konnte. Der aktuelle Bericht des Bundesrechnungshofes verweise nun auf unlautere Verträge zwischen Kassen und Kliniken, so IKK-Vorstandsvorsitzender Hans-Jürgen Müller; er lehne solche Praktiken strikt ab. Müller verwies in einer Pressemitteilung aus September 2018 auf Berechnungen, wonach rund zehn Prozent der Abrechnungen fehlerhaft sein dürften. Somit hätten bei durchgeführten Prüfungen bis zu sieben Milliarden Euro von den Kliniken an die gesetzlichen Kassen zurückfließen müssen, die nun fehlen.

Auch der alternierende IKK-Vorstandsvorsitzende Hans Peter Wollseifer prangert diese Praktiken an, die zu einer Schieflage der gesetzlichen Krankenkassen führten. So flössen festgestellte Falschabrechnungen nicht in den Morbi-RSA ein. Er erwarte ein entschiedenes Vorgehen des Bundesversicherungsamtes. Reformforderungen des Morbi-RSA liegen derweil auf Eis.

Es ist bekannt, dass der Wissenschaftliche Beirat des Bundesversicherungsamtes sich mit dem Thema beschäftigt. Es gibt zwar verschiedene Reform-Gutachten seit Juni 2018; doch die befinden sich noch in der Prüfung. Es ist nicht damit zu rechnen, dass die Aufnahme der Lyme-Borreliose in den Morbi-RSA erfolgen wird. Zwar wäre es dann für Ärzte und Krankenkassen erstrebenswert, diese Diagnose ehrlich zu stellen. Aber in der Vorausschau mit den differenzierten Diagnosen im geplanten ICD-11 ergeben sich neue Unsicherheiten, weil sich Lyme-Borreliose dann nicht mehr auf eine universelle Diagnose festlegen lässt.

Quelle: aerzteblatt.de

Borreliose – eine meldepflichtige Infektion in Europa

Brüssel. Am 15. November 2018 fand im Europäischen Parlament eine für Borreliosepatienten Aufsehen erregende Plenarsitzung statt, in der mehrere Mitgliedsstaaten die Situation der Lyme-Borreliose in ihren Herkunftsländern und in Europa skizzierten. Die Arbeitsgruppe unter Teamleiterin Věra Jourová aus Tschechien hatte sich gut vorbereitet. Auf Grund des Andrangs angemeldeter und spontaner Wortmeldungen mussten sich alle Redner streng und nahezu im Minutentakt mit ihren Ausführungen disziplinieren. Die Anhörung konnte im Internet verfolgt werden. Die Qualität der Übersetzer war gewöhnungsbedürftig. Es gibt kein schriftliches Protokoll. Als Fazit aller kann zusammengefasst werden:

- Die europäischen Länder sollten ihr Wissen über Lyme-Borreliose zusammenführen
- Viele Menschen werden falsch oder gar nicht diagnostiziert
- Viele Menschen werden falsch oder gar nicht behandelt
- Betroffene werden von ihren Ärzten weggeschickt oder erhalten eine triviale Behandlung
- Kranke würden an den Rand gedrängt
- Die Folgen der ignorierten Lyme-Borreliose seien beruflich, menschlich und gesellschaftlich nicht hinnehmbar
- Den Ärzten und Kliniken mangele es an Wissen und Bereitschaft, sich mit Lyme-Borreliose auseinander zu setzen.
- Menschen müssen zur Diagnose und Behandlung ins Ausland reisen.
- Diagnose und Behandlungsregime seien zulänglich und bedürfen der Forschung
- Elisa-Tests seien fehlerhaft
- Bürger müssen besser aufgeklärt werden
- Trotz vieler Millionen Euro, die bereits für Lyme-Borreliose von der EU ausgegeben wurden, sei nichts passiert
- Öffentliche Stellen in den Ländern interessieren sich nicht für Lyme-Borreliose

Liste der Referenten am 15. November 2018:

Lynn BOYLAN, Irland. Alojz PETERLE, Slowenien. Annie SCHREIJER-PIERIK, Niederlande. Dominique BILDE und Michèle RIVASI, Frankreich. Kateřina

KONEČNÁ, Tschechien. Jadwiga WiŚNIEWSKA, Polen. Mairead McGUINNESS , Irland. Tilly METZ, Luxembourg. Dubravka ŠUICA, Kroatien. Frédérique RIES, Belgien. Claudiu Ciprian Tănăsescu, Rumänien. Linnéa ENGSTRÖM, Schweden. Bogdan Andrzej ZDROJEWSKI, Polen. Mireille D'ORNANO, Frankreich. John Stuart AGNEW und Rory PALMER, Großbritannien. Sylvie GODDYN, Frankreich. Seán KELLY, Irland. Merja KYLLÖNEN, Finnland. Françoise GROSSETÊTE, Frankreich. Karin KADENBACH, Österreich. Notis MARIAS, Griechenland. Marian HARKIN, Irland. Deutschland: Fehlanzeige

Vorausgegangen war eine Entschließung, die Neuro-Borreliose in die Liste der meldepflichtigen Krankheiten aufzunehmen. Ab 2019 sind alle Mitgliedsstaaten

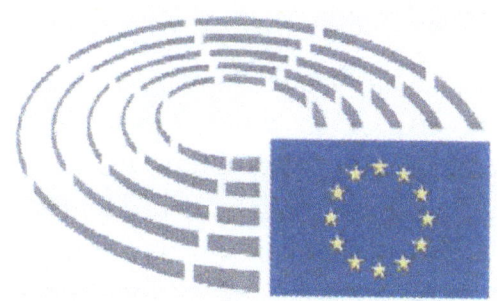

aufgefordert, ihre Lyme-Borreliose-Fälle ab dem Jahr 2018 zu melden. Die Zahl der jährlichen Erkrankungen in Europa wird auf 500.000 bis 1 Million geschätzt.

Kommentar der Herausgeber: Eine europaweite Meldepflicht wurde bereits Anfang der 2000er Jahre eingeführt. Allerdings hielt sich kein Mitgliedsstaat daran und die EU ließ die Kontrolle schleifen. Was hätte das Robert Koch-Institut (RKI) auch melden sollen, nachdem es die Einführung einer generellen Meldepflicht ausbremst? Was will das RKI im kommenden Jahr der EU melden? Wie die Pressestelle verlautbart, müsse es dazu erst einen Beschluss der Bundesregierung geben. Eine Anfrage an das Bundesgesundheitsministerium wurde bis Redaktionsschluss nicht beantwortet.

Rückblick:

2009 erwirkte der BFBD einen Termin bei der damaligen Gesundheits-Kommissarin Androulla Vassiliou. Doch bis zum 29. November war sie urplötzlich aus dem Amt geschieden und ihr Nachfolger John Dalli aus Malta noch gar nicht da. Kabinettsmitglied Eduardo Fernández-Zincke, ein spanischer Arzt, nahm sich der Abordnung an. Ja, die EU habe schon gemerkt, dass vieles verharmlost und verheimlicht werde. O-Ton: „there is a lot of underreporting". Der dort getroffene damalige Gesundheitsminister Philipp Rösler heuchelte Interesse. Mehr nicht.

Zehn Jahre später muss man feststellen, dass sich relativ wenig verändert hat. Die von den Europa-Abgeordneten angeprangerten Missstände existieren noch immer. Aber sie sind nun nicht nur in Deutschland offensichtlich, sondern sogar in einem Land wie Griechenland, aus dem bisher noch nichts über Borreliose zu lesen war. Lyme-Borreliose wurde auch nicht nur im Umweltausschuss thematisiert, wie im Februar 2018, sondern nun also im Gesundheitsausschuss..

Und dann steht im Mai 2019 die Neuwahl der EU-Abgeordneten im Raum. Im schlimmsten Fall sind die jetzt Eifrigen (siehe Referenten) dann gar nicht mehr gewählt. Und selbst Abgeordnete, die zum Beispiel schon 2009 im Europa-Parlament saßen, wie zum Beispiel Peter Liese von der NRW-CDU, haben entgegen persönlicher Versprechen, sich der Lyme-Borreliose annehmen zu wollen, nie einen Finger gekrümmt. Es bleibt spannend. Man benötigt viel Optimismus, um immer und immer wieder zu hoffen, dass sich etwas durch unsere Politiker ändert. Siehe auch Liste der jetzigen deutschen EU-Politiker

EU-Wahlen am 26. Mai 2019

Im November 2017 schrieb die Initiative Lyme International, Belgien, alle 752 Europa-Abgeordnete an und bat sie um eine Stellungnahme zur Situation der Lyme-Borreliose. 28 antworteten. Nur mit der irischen Abgeordneten Ni Riada Liadh kam ein Treffen zustande. **Von den 96 deutschen EU-Abgeordneten antwortete keiner.**

Lediglich Manfred Weber, der die Nachfolge von Jean-Claude Juncker antreten möchte, ließ ausrichten, dass er die E-Mail in gutem Zustand erhalten habe. Punkt. Vor der Tatsache, dass schon jetzt die Hälfte der acht Fraktionen im Europäischen Parlament von deutschen Politikern geführt wird, ist es ein Armutszeugnis, dass sie sich dieses Themas nicht annahmen. Es sieht so aus, als ginge uns Lyme-Borreliose so wenig an, wie es immerhin noch sieben der alten Bundesländer praktizieren: Baden-Württemberg, Hessen, NRW, Niedersachsen, Schleswig-Holstein, Hamburg, Bremen.

Nun kann niemand behaupten, das Thema Lyme-Borreliose sei für ihn ein Fremdwort. Speziell die Bundesländer, die sich inständig dagegen wehren, dass die wahren Zahlen mittels einer Meldepflicht auf den Tisch kommen, wurden in den vergangenen 15 Jahren regelmäßig angeschrieben: die Sozialministerien, die Gesundheitsausschüsse und die unterschiedlichen Parteien. Meist Fehlanzeige. Nun also auch die EU-Abgeordneten. Was tun die eigentlich für uns, wenn sie so wichtige Themen bei Seite liegen lassen?

Dies ist die alphabethische Liste der deutschen EU-Abgeordneten Stand November 2018. Die Parteien lassen wir mit Absicht weg; nicht diejenigen Bundesländer, die sich bisher vor der Einführung einer Meldepflicht drücken. Es ist damit zu rechnen, dass die meisten wieder antreten am 26. Mai. Vielleicht sollte man den einen oder anderen damit konfrontieren, warum er sich tot gestellt hat, als es um das Schicksal von Borreliosepatienten ging?

Albrecht Jan Philipp	Schleswig-Holstein
Balz Burkhard	Niedersachsen
Böge Reimer	Schleswig-Holstein
Brok Elmar	NRW
Buchner Klaus	
Bullmann Udo	Hessen
Bütikofer Reinhard	Baden-Württemberg
Caspary Daniel	Baden-Württemberg
Collin-Langen Birgit	
Cramer Michael	
Dess Albert	
Eck Stefan	
Ehler Christian	
Ernst Cornelia	

Ertug Ismail	
Ferber Markus	
Fleckenstein Knut	
Florenz Karl-Heinz	NRW
Gahler Michael	Hessen
Gebhardt Evelyne	Baden-Württemberg
Geier Jens	
Gericke Arne	
Giegold Sven	Niedersachsen
Giesecke Jens	Niedersachsen
Grässle Ingeborg	Baden-Württemberg
Händel Thomas	
Harms Rebecca	Niedersachsen
Häusling Martin	Hessen
Heubuch Maria	
Hirsch Nadja	
Hoffmann Iris	
Hohlmeier Monika	
Jahr Peter	
Kammerevert Petra	
Kaufmann Sylvia-Yvonne	
Keller Ska	
Klinz Wolf	
Koch Dieter-Lebrecht	
Kohn Arndt	
Kölmel Bernd	
Köster Dietmar	
Krehl Constanz	
Kuhn Werner	
Lange Bernd	Niedersachsen
Langen Werner	

Leinen Jo

Liese Peter* — 2009 in Brüssel mit Lyme-Borreliose konfrontiert. Zeigte sich interessiert. Nie wieder etwas gehört von ihm.

Lietz Arne

Lins Norbert — Baden-Württemberg

Lochbihler Barbara

Lösing Sabine — Niedersachsen

Lucke Bernd

Mann Thomas — Hessen

McAllister David

Meissner Gesine*

Hielt im Februar 2018 eine flammende Rede vor dem EU-Umweltausschuss. Saß bereits im Landtag Niedersachsen, als unter Sozialministern Ursula von der Leyen ein Beschluss zur politischen Hinwendung für Borreliosepatienten gefasst wurde. Doch: Nichts passiert. Beantwortet keine Anfragen. Nie wieder etwas gehört von ihr.

Melior Susanne

Meuthen Jörg

Michels Martina

Müller Ulrike

Neuser Norbert

Niebler Angelika

Noichl Maria

Pieper Markus	NRW
Pretzell Marcus	NRW
Preuss Gabriele	NRW.
Quisthoudt-Rowohl Godelieve	Niedersachsen
Radke Dennis	NRW
Reda Julia	NRW
Reintge Terry	
Rodust Ulrike	Schleswig-Holstein
Schirdewan Martin	
Scholz Helmut	
Schulze Sven	
Schuster Joachim	Bremen
Schwab Andreas	Baden-Württemberg
Simon Peter	Baden-Württemberg
Sippel Birgit	NRW
Sommer Renate	NRW
Sonneborn Martin	
Starbatty Joachim	
Steinruck Jutta	
Trebesius Ulrike	
Trüpel Helga	Bremen
Verheyen Sabine	NRW
Voigt Udo	
Von Weizäcker Jakob	
Voss Axel	NRW
Werner Martina	Hessen
Westphal Kerstin	

Europa - Montgomery wird alles kaputt machen

Kaum keimte ein wenig Hoffnung auf, in Europa könnte eine konzertierte Aktion für mehr Akzeptanz der Lyme-Borreliose beginnen, löst eine weitere Nachricht aus November 2018 viele Hoffnungen in Luft auf. Ausgerechnet Frank Ulrich Montgomery, Präsident der Bundesärztekammer und zugleich Präsident der Hamburger Ärztekammer, die sich noch immer der Meldepflicht verweigert, geht ab Januar 2019 nach Brüssel, um wenigstens für drei Jahre die Interessen der europäischen Ärzte zu vertreten. Die Generalversammlung des Ständigen Ausschusses der Ärzte der Europäischen Union (CPME) wählte ihn in Genf zu ihrem Präsidenten.

O-Ton Ärzteblatt: „Im Namen der Ärzte Europas bot Montgomery der Europäischen Kommission und dem Europäischen Parlament eine enge Zusammenarbeit an, zum Beispiel bei Projekten, die den Zugang zur medizinischen Versorgung verbessern können." Dabei ist bekannt, dass in Hamburg in diesem Jahr der letzte der beiden Kassen-Ärzte mit Borreliose-Erfahrung die Kassenzulassung zurück gegeben hat, weil er von seinen Kollegen drangsaliert und mit Regressforderungen bedroht war.

Montgomery stellte gegenüber dem Ärzteblatt klar, dass der CPME den für die Gesetzgebung zuständigen Akteuren genau auf die Finger sehen wolle, insbesondere dann, wenn in die Kompetenz der Mitgliedsstaaten eingegriffen werden solle. „Der Binnenmarkt darf nicht als Argument missbraucht werden, um die Autonomie der EU-Mitglieder bei der Organisation ihrer Gesundheitssysteme einzuschränken." Das bedeutet im Klartext und speziell bei Lyme-Borreliose: Er wird nicht nur die EU-weite Meldepflicht verhindern wollen, sondern auch weiterhin die generelle für Deutschland.

Wenn Politiker gleichzeitig Lobbyisten sind

Die Organisation Foodwatch veröffentlichte eine umfangreiche Liste von Politikern, die sich nebenher als Lobbyisten betätigen. Sie zeichnen das Bild, wie manche unserer Politiker ticken. Was hat das mit Volksvertretung noch zu tun? Wie ist es möglich, dass jemand als Abgeordneter genau für den Bereich zuständig ist, indem er als Unternehmer und Lobbyist auf eigene Rechnung arbeitet? Zum Beispiel Peter Bleser, CDU, Parlamentarischer Staatssekretär im Bundesministerium für Ernährung und Landwirtschaft und jahrelang oberster Verbraucherschützer seiner Fraktion. Nebenher war er Aufsichtsrat eines Agrarhändlers mit Milliardenumsatz für Felder mit genverändertem Monsanto-Mais. Ende 2017 machte er sich als Staatssekretär im Namen der Bundesregierung für den weiteren Einsatz des Ackergifts Glyphosat stark, mit dem auch Monsanto Profit macht.

Derartige „Karrieren" gibt es mehr: Karl-Heinz Funke; früher Bundeslandwirtschaftsminister, heute im Kuratorium der Wiesenhof-Stiftung. Doch es geht auch spezifischer. Silke Lautenschläger: bis 2009 Gesundheitsministerin von Hessen und in dieser Eigenschaft vehemente Ausbremserin einer Meldepflicht für Borreliose, seit 2010 im Vorstand der Deutschen Krankenversicherung. Wir sind schon gespannt, wo Hessens Sozialminister Stefan Grüttner nach seinem Ausscheiden aus der Landesregierung gesichtet wird.

Daniel Bahr, bis 2012 Bundesgesundheitsminister, danach Generalbevollmächtigter bei der Allianz Privaten Krankenversicherung mit Leitung des Bereiches Leistungsmanagement. Bahrs Wechsel zur Allianz, nur zehn Monate nach seinem Ausscheiden als Bundesgesundheitsminister, sorgte für Kritik. Bahr gilt als „Vater" der staatlich geförderten Pflegezusatzversicherung, auch „Pflege-Bahr"genannt. Einer der größten Anbieter der Pflege-Bahr-Policen ist die Allianz. Inzwischen ist er in den Vorstand aufgestiegen. Die Allianz war auch Vorreiter unter den Versicherungsunternehmen, die das Risiko Borreliose versichern, wenn man sie auch wirklich beweisen kann, was nach wie fraglich ist und viele Zweifel streut. Aber wer kann Borreliose beweisen, wenn Gutachter wie Suermann, Pfister und Kladetzki zu Hilfe geholt werden.

Und da war noch Birgit Fischer: bis 2002 Ministerin für Frauen, Jugend, Familie und Gesundheit in NRW, heute Vorstandsvorsitzende der Barmer.

Ein Richter schlägt Alarm

Wenn der Vorsitzende des Deutschen Richterbunds über das „Ende der Gerechtigkeit" ein ganzes Buch vollschreibt, rechneten wir uns eine gewisse Aufmerksamkeit für die verlorenen Posten aus, auf die so viele Borreliose-Patienten von den Gerichten verwiesen werden.

Jens Gnisa, so heißt es auf dem Klappentext, setze sich für die Unabhängigkeit der Justiz und eine Stärkung des Rechtsstaats ein. Er fordert im letzten Buchkapitel das „Vertrauen der Bevölkerung". Gnisa: „Manche Gerichtsentscheidungen sind für den Bürger sicher unverständlich. Ich halte sie auch nicht immer für richtig. Eins ist aber gewiss: Sie sind von Richtern getroffen worden, die sich ausschließlich am Recht orientieren wollen. Von Richtern, die unbestechlich sind und nicht an ihren eigenen Vorteil denken. Richtern, die nicht den einfachen Weg gehen wollen, nicht dem Mainstream, sondern ihrem eigenen Gewissen trauen."

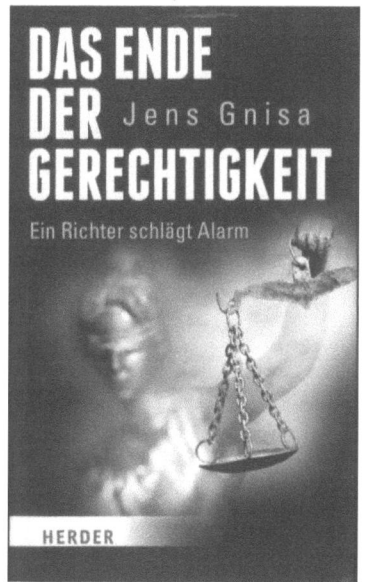

Wir haben da unsere Zweifel.

Ist es Gerechtigkeit, wenn sich Richter die Gutachter aussuchen, die am meisten Erfahrung im Negieren von Lyme-Borreliose haben? Ist es Gerechtigkeit, wenn sich Gutachter auf die Ablehnung von Ansprüchen an Unfallversicherungen spezialisieren und ihre Argumentation nicht auf den Patienten beziehen, sondern aus Leitlinien abschreiben? Ist das Gerechtigkeit, wenn Patienten mit der richterlichen Forderung nach einem bestimmten Gutachter regelrecht erpresst werden? Ist das Gerechtigkeit, dass Gerichte am liebsten Gutachter bestimmen, die bekannt sind, dass sie ihnen derartige „Fälle" ziemlich schnell vom Richtertisch fegen?

Fünf Mal zwischen September 2017 und Januar 2018 wandten wir uns an Richter Gnisa mit Hinweisen auf Gutachten und Urteile, die ihre Argumentation aus einer zweifelhaften Leitlinie beziehen. Wir wiesen ihn auf den fachlichen Fehler eines Urteils und auf das finanzielle Interesse der Pharmahersteller und Unfallversicherungen hin, wenn es um Ansprüche von Patienten geht. Fast stolz berichteten wir ihm über die Einstweilige Verfügung, mit der die Leitlinie Neuroborreliose (zumindest vorrübergehend) gestoppt werden konnte. Wir bewiesen mit einem Zitat der Neurologen, dass jene Leitlinie „Gerichtsgutachten als fundierte Argumentationshilfe für sachliche Urteilsfindung" dienen solle, obwohl sie vor dem Landgericht Berlin in ihrer Bedeutung als „schlichte Empfehlung" degradiert wurde.

Die einzige Antwort die wir erhielten, kam von der Assistentin der Bundesgeschäftsführung des Deutschen Richterbundes: Im Namen von Herrn Gnisa danke man für unsere Schreiben und die geschilderte Problematik, aber der Deutsche Richterbund werde dieses Thema nicht aufgreifen.

Das Ende der Gerechtigkeit, Jens Gnisa
288 Seiten, gebunden, 24,00 Euro
Verlag Herder, Freiburg, ISBN 978-3-451-37729-7

Die neue HAS Leitlinie in Frankreich
Veröffentlicht im Juli 2018

Interpretation von Prof. Dr. Christianne Peronne*

*Er gilt als Frankreichs bedeutendster Spezialist für Infektions- und Tropenkrankheiten. Nach seiner Meinung gibt es eine „chronische" Form der Lyme-Borreliose und er vertritt diese These auf internationalen Vorträgen.

Die „Empfehlungen" der Hohen Behörde für Gesundheit (H.A.S.) in Frankreich zur Diagnostik und Behandlung der Lyme-Borreliose kamen zwiespältig an. Die einen sehen sie als Verrat am Patienten, die anderen als akzeptablen Kompromiss im Vergleich zum „Consensus 2006", der französischen Patienten wie ihren Ärzten als katastrophal in Erinnerung bleibt.

Die französischen Aktivisten „tout judicare" bekämpfen die neuen Empfehlungen. Die „Anti-Lyme-Liga, die es auch in Frankreich gibt, lauert nur darauf, Fortschritte zu blockieren und beim Verbot der Behandlung, die einen Monat übersteigt, zur Hexenjagd auf Ärzte zurück zu kehren. Andere sehen eine Chance für Borreliose-Patienten, denn „alles was nicht (!) in den HAS-Empfehlungen explizit steht, ist das eigentliche Kapital dieser Empfehlungen, denn – wenn man die Gesundheitsbehörden versteht – weiß man, dass das, was nicht geschrieben steht, auch nicht verboten ist.

Die drei Schlüsselpunkte dieser neuen „Empfehlungen"

1. Der Begriff SPPT (polymorphes persistierendes Syndrom nach einem möglichen Zeckenstich) ersetzt künftig den Begriff „Chronische Borreliose". Darauf hat man sich angesichts der Kontroversen und der Komplexität geeinigt. Dies eröffnet neue Perspektiven für Patienten, die bislang durch die Schulmedizin ausgeschlossen wurden.

2. Der Patient ist gegenwärtig berechtigt, angehört und ganzheitlich betrachtet zu werden. Somit kann er von beidem profitieren: einer medizinischen Behandlung und Unterstützung in Bezug auf sein Leiden. Eine psychologische Betreuung schließen eine Schmerzbehandlung und ein physisches Leiden nicht aus.

3. Die Ärzte werden nicht mehr strafrechtlich verfolgt und sanktioniert, wenn sie sich nicht strikt an die Empfehlungen der strengen Richtlinien des Konsenses von 2006 halten.

Was hat sich also verändert, verbessert in der Behandlung französischer Borreliose-Patienten?

Vorher

Mit der „Konsensuskonferenz von 2006" waren die Ärzte durch die regionale Gesundheitsbehörde (A.R.S.) gebunden, die Empfehlungen der folgenden Institutionen anzuwenden: + Leitlinien der Infektionskrankheiten (IDSA) + Leitlinien von S.P.I.L.F + Leitlinien des Nationalen Referenzzentrums (C.N.R.) für Borrelien in Straßburg.

Nachher

Mehr Freiheit. Die neuen Empfehlungen berücksichtigen – genau wie die kürzlich veröffentlichten offiziellen Berichte aus den USA der Abteilung für Human- und Gesundheitsdienste (9. Mai 2018)

Die Unzuverlässigkeit der derzeitigen Serologien

Unterschätzung der Koinfektionen

Das Fehlen zuverlässiger diagnostischer Tests für die meisten von jenen Koinfektionen

Sowie das Fehlen einer korrekten Bewertung von Anti-infektiva in wissenschaftlichen Publikationen. Somit wird es legitim, der klinischen (Symptome/ Beschwerden) Untersuchung Priorität einzuräumen, angelehnt an die Strategien der International Lyme and Associated Disease Society (ILADS)

Vorher

Alles, was bisher nicht existierte, wurde in eine „psychogene Schöpfung" umgewandelt – etwa als Hysterie, Depression oder Psychose

Nachher

Eine konsequente Veränderung. Heute kann ein Arzt den Schmerz in Verbindung mit der SPPT des Patienten anerkennen und die klassischen Methoden anwenden, zum Beispiel die Schmerzskala von 1 bis 10; dies war vorher unmöglich für eine Pathologie, die nicht anerkannt war.

Vorher

Die Ärzte kannten die Beschwerden ihrer Patienten nicht und ignorierten sie, indem sie sich auf biologische Tests fokussierten.

Nachher

Ärzte werden die Realität und Beschwerden nicht länger ignorieren können. Natürlich spielt die Psyche bei vielen Körperlichen Krankheiten eine Rolle. Ärzte müssen jetzt stärker berücksichtigen:

Das ist biologisch und

Das ist ein psychologisches Leiden.

Eines kann das Andere nicht ausschließen.

Vorher

Früher verschrieben die Ärzte nur zwei bis drei Wochen Antibiotika bei Vorhandensein eines Erythema Migrans.

Nachher

Heute kann ein Arzt vier Wochen Antibiotika verschreiben, gestützt auf die klinische Diagnose – wenn sie ausreichend plausibel ist.

Das ist neu:

Ab sofort kann ein Arzt länger als vier Wochen Antibiotika verschreiben, vorausgesetzt, dass die Wirksamkeit längerer Antibiosen in wissenschaftlichen Artikeln belegt wird, Heilungen oder bedeutende Verbesserungen belegt werden. Ärzte, die bereits chronische Patienten betreuen, werden dies auch weiterhin tun. Nichts spricht dagegen. Sie müssen lediglich Behandlungsstrategie mit einem Spezialzentrum abstimmen.

Was ist ein Spezialzentrum?

Die Gründung dieser spezialisierten Zentren wird zwingend an die Beteiligung der Patientenverbände gebunden sein; das ist ein wichtiger Schritt nach vorne. Diese Zentren werden methodisch Daten sammeln, auch von Ärzten, die von ihren „avantgardistischen" Methoden überzeugt sind und die derzeit im Stillen und Verborgenen arbeiten und als „schräg" betrachtet werden, weil ihre diagnostischen und therapeutischen Ansätze nicht verstanden werden.

Vorher

HAS-Empfehlungen werden sofort gültig, aber es wird sich nichts ändern. Es bleibt beim Status Quo

Nachher

Nein – Folgendes ändert sich mit den neuen HAS-Empfehlungen:

Die HAS muss all sechs Monate ein Treffen mit folgenden Organisationen veranstalten:

- Diagnose und Pflege (PNDS)

- Societe de Pathologie infectieus de Langue Francaise S.P.I.L.F.

- Französische Föderation gegen Vektorkrankheiten bei Ticks (F.F.M.V.T.)

- Patientenorganisation „Lyme Sans Frontiers" (L.S.F.)

Was ist die S.P.I.L.F?

Sie ist vergleichbar mit der Deutschen Gesellschaft für Infektiologie (DGI). Ursprünglich 1901 gegründet, organisierte sie sich 1974 als transversale Gesellschaft um, in der sich alle an der Infektion interessierten Praktiker (Ärzte, Biologen, Pharmazeuten, Forscher) versammeln. Sie besitzt mehr als 400 Mitglieder. In ihren Zielen steht unter anderem, dass man Zusammenarbeit mit internationalen Institutionen sucht, um Infektionen zu untersuchen.

Was ist die DGI?

Sie ist eine wissenschaftliche Fachgesellschaft mit derzeit 1167 Mitgliedern auf dem Gebiet der humanmedizinischen Infektionslehre in Klinik, Praxis und Forschung. Sie versteht das Fach Infektiologie als primär klinisch orientiert, betont dabei jedoch dessen interdisziplinären Charakter wie auch die Relevanz der Infektionsmedizin für das öffentliche Gesundheitswesen und im Sinne internationaler Gesundheit.

Ihr Mitbegründer im Jahr 1973, Prof. Rudolf Ackermann, (1978 bis 1982 1. Vorsitzender) war bis zu seinem Tod 2013 einer der wichtigsten ärztlichen Ansprechpartner für Borreliose-Patienten und Ärzte. Noch im hohen Alter war er ganz normal telefonisch zu erreichen. 1986 wurde er für seine Forschungsergebnisse auf dem Gebiet der Borreliose-Forschung mit dem Hugo Schottmüller-Preis ausgezeichnet. Nach seinem Tod 2013 gab es in der DGI keine Aktivitäten zur Verbesserung der Situation der Borreliose-Patienten. Auch im aktuellen Stiftungszweck der von Ackermann 2002 gegründeten Stiftung, sucht man unter den aufgezählten Infektionen das Wort Borreliose vergeblich.

Rudolf Ackermann 2009: „Es gibt Borreliosepatienten, die auf die intravenöse oder orale Standard-Antibiotikatherapie nicht oder unzureichend ansprechen. Ursache hierfür kann eine Schwäche des T-Zell-Abwehrsystems sein, die labortechnisch objektiviert werden kann. Auch in diesen Fällen lässt sich die In-

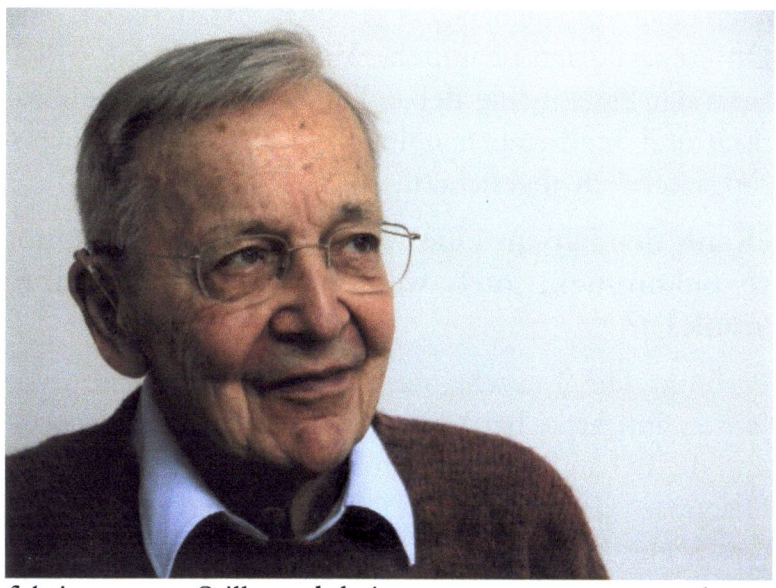

fektion zum Stillstand bringen; man muss nur lange genug behandeln und gegebenenfalls höher dosieren. Die offiziell vorgeschlagene Standardbehandlung reicht in diesen Fällen nicht aus. Entscheidend ist der klinische Erfolg; natürlich muss die Diagnose stimmen."

? Kann ein Arzt auch Antibiotika verschreiben, wenn der Test negativ ist?

Peronne: Der Arzt kann eine Behandlung mit Antibiotika ohne Test verschreiben. Es ist nirgends in den Empfehlungen geschrieben, dass ein Test notwendig sei. Er ist nicht erforderlich.

? Kann ein Patient behandelt werden, wenn er sich nicht an einen Zeckenstich erinnert?

Peronne: Ja, er kann auf SPPT diagnostiziert werden (persistierendes und polymorphes Symptomsyndrom nach einem möglichen Zeckenstich). Ärzte führen eine Differenzialdiagnose durch. Mit der Diagnose SPPT kann der Patient eine Behandlung bekommen (antibiotisch und Schmerzbehandlung); dies ist sozialversicherungsrechtlich abgesichert.

?Kann der Patient eine Anerkennung der Diagnose bekommen, auch wenn er schon viele Jahre krank ist?

Peronne: Die Tatsache, dass die Symptome schon vor Jahren auftraten, hat keinen Einfluss auf die Diagnose und die Behandlung. Die einzige Voraussetzung für die Diagnose SPPT ist, dass die Beschwerden seit mindestens sechs Monaten bestehen und mehrmals pro Woche auftreten. Die HAS erwähnt, dass es einen Konsens in der Arbeitsgruppe gab in Bezug auf die Definition des SPPT und in Bezug auf die Notwendigkeit einer Untersuchung und einer medizinischen Versorgung.

?Die Empfehlungen präzisieren eine Liste ergänzender Tests. Wie wird das funktionieren?

Peronne: Einige Tests können durch den behandelnden Arzt verschrieben werden, einige spezialisierte Tests durch ein Spezialzentrum.

?Können Patienten auch länger als 20 Tage mit Antibiotika behandelt werden?

Peronne: Ja, Patienten haben Zugang zu längeren Behandlungen.

?Kann diese Behandlung auch durch den Hausarzt durchgeführt werden?

Peronne: Ja, er muss sich dafür mit einem Spezialzentrum in Verbindung setzen. Die Wahl des Zentrums ist frei.

?Was geschieht mit Patienten, die bereits diagnostiziert und behandelt wurden?

Peronne: Diese Patienten können ihre Behandlung fortsetzen. Der Text der Empfehlungen enthält diesbezüglich keine Beschränkung. Der Arzt kann erneut Antibiotika verschreiben, nachdem er das nationale Spezialzentrum kontaktiert hat.

Für Patienten, die nach der Veröffentlichung der neuen Empfehlungen diagnostiziert werden und Patienten, welche die Diagnose SPPT erhalten, ist es angebracht, eine erneute Diagnostik durchzuführen, um eine Re-Infektion und eine Infektion mit bislang unentdeckten Ko-Infektionen auszuschließen.

?Worin besteht die Zusammenarbeit zwischen den Spezialzentren und dem behandelnden Arzt?

Peronne: Während der ersten 28tägigen Antibiotikabehandlung und im Falle einer Symptompersistenz nimmt der Arzt Kontakt mit einem Spezialzentrum auf, um die weitere medizinische Betreuung abzustimmen. Der Arzt ist nicht verpflichtet, das nächstgelegene Zentrum auszuwählen. Er kann jedes Zentrum innerhalb Frankreichs auswählen.

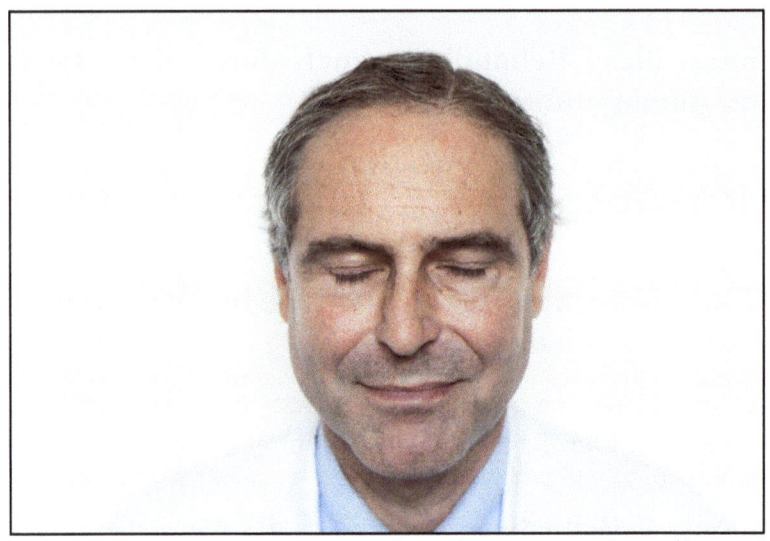

Der Arzt tauscht sich mit dem Zentrum über die weitere Betreuung aus. Gemeinsam wird beschlossen, was zum Wohle des Patienten sinnvoll ist, zum Beispiel Konsultationen, Differenzialdiagnosen, Krankenhaus-Einweisung, Tagesklinik, Therapien und so weiter..

Diese Spezialzentren legen auf lange Sicht Datenbanken an zu Krankheitsverläufen und zum Stand der Forschung. Diese Verfolgung kann auf Grund von Protokollen von Verläufen erfolgen oder auf Grund der freiwilligen Teilnahme an klinischen Studien zu bestimmten Therapien. Ziel ist es, das Wissen zu erweitern und die Therapie zu verbessern.

?Dürfen die Patienten mitentscheiden?

Peronne: Ja, denn allzu oft waren die Kranken gegenüber ihren Ärzten, die eine einmonatige Behandlung als Garantieheilung bezeichneten, ganz alleine auf sich gestellt. Die Zusammenarbeit mit Ärzten wird künftig nicht mehr eine Einbahnstraße sein. Die Kranken, die am Spezialzentrum vorgestellt werden, kontrollieren, dass die dort getroffenen Entscheidungen respektiert und umgesetzt werden. Der Kranke bleibt in jedem Fall bei seinem behandelnden Arzt, falls er nicht von sich aus entscheidet, direkt im Spezialzentrum behandelt zu werden. Der Erfolg der Behandlung muss an Hand von klinischen Kriterien beurteilt werden, das bedeutet: Gibt es eine Besserung der Beschwerden.

?Was soll man von den bereits existierenden multidisziplinären Zentren halten. Werden diese in der Liste der Spezialzentren auftauchen?

Peronne: Nein, diese selbsternannten Zentren, die vor der Veröffentlichung der neuen Empfehlungen entstanden sind (Strasbourg, Nancy, Orleans) werden nicht als solche Zentren anerkannt werden, aus einem einzigen Grund: Solche Zentren gibt es noch nicht. Damit ein solches Zentrum anerkannt wird, müssen Patientenvertreter in wichtigen Kontrollinstanzen vorhanden sein und vor allem müssen sie die neuen Empfehlungen anwenden. „Wer bei dem Spiel nicht mitspielt, wird auch nicht in die Lostrommel kommen".

Zentren, die gemäß den Empfehlungen anerkannt werden, erhalten:

- Eine spezifische finanzielle Ausstattung

- Das notwendige Personal und Material (Datenerfassung, neue Forschungs-Behandlungs-Schemata)

?Was geschieht mit den Patienten, während sie auf die Eröffnung dieser Zentren warten?

Peronne: Bis die Zentren öffnen, behandelt ihr Arzt sie weiter, wie in der Vergangenheit. Mit einem großen Unterschied: Er muss nicht mehr besorgt sein, wenn er sich nicht an die alten Empfehlungen hält.

?Was geschieht mit den schwerkranken Patienten, die schwere Behinderungen haben. Profitieren sie von diesem Vorgehen?

Peronne: Wir wissen alle, dass die alten Behandlungsempfehlungen und die „Jagd" auf Ärzte durch Kollegen schwere soziale und berufliche Nachteile für die Patienten zur Folge hatten (und übrigens auch für die behandelnden Ärzte). Heute kann den psychischen Leiden, dem Schmerz und den sozialen und beruflichen Schwierigkeiten Rechnung getragen werden parallel zu einer antibiotischen Behandlung.

Die Empfehlungen richten sich an bereits existierende soziale Leistungen, zum Beispiel den Regelungen über eine Begleitperson und Ähnliches:

- Ein Antrag auf soziale Unterstützung bei längerer Krankheit

- Eine soziale Absicherung (Anerkennung als behinderter Arbeitnehmern, ähnlich dem deutsche GdB

- Zuschüsse für Erwachsene für Behinderung

?Bis vor kurzen sprachen wir von „Chronischer Borreliose". Warum hat man sich für einen anderen Begriff entschieden, der den meisten Menschen wenig sagt?

Peronne: Die neuen Empfehlungen können nicht bestätigen, dass die chronische Borreliose existiert, während die alten Empfehlungen aus 2006 (Kopie der IDSA-Empfehlungen) immer noch in den Köpfen der SPILF und des Nationalen Forschungszentrums für Borrelien in Strasbourg (CNR de Borrelia de Strasbourg) steckt.

Sicher ist der Begriff „Chronische Borreliose" in den Medien und auch in der wissenschaftlichen Literatur präsent, aber es gibt hierüber keinen medizinischen Konsens – davon sind wir weit entfernt. Die Bezeichnung SPPT erlaubt es uns hingegen, jene Patienten zu einer Gruppe zusammen zu fassen, bei denen wenig Sicherheit besteht, (persistierende Infektion, Rolle der Koinfektionen, Differenzialdiagnosen, Übertragungswege, Wirkung von kurzen und längeren Antibiosen)

Wenn auch der Begriff „chronische Borreliose" für viele Patienten aussagekräftig ist, so könnte er viele Infektiologen verwirren, für die die Borreliose nur durch das Bakterium Borrelia burgdorferi ausgelöst werden kann. Was Koinfektionen betrifft, so wurden diese als separate Pathologie betrachten, die keinen Zusammenhang zur Lyme-Borreliose hatten.

Meinung zur Leitlinie Neuroborreliose

Ein Meilenstein für Patientenorganisationen

Von Günther Binnewies, ehemaliger BFBD-Vorsitzender, BFBD-Ehrenmitglied, Verfasser des ersten Patientenbuches über Lyme-Borreliose

Patienten lassen sich nicht mehr als (Patienten-)Gut behandeln. Sie nehmen eine aktivere Rolle im Marktgeschehen „Gesundheit" ein. Ärzte geraten unter Reputationszwang. Gesteuerte Umfragen (KBV) halten das nicht auf.

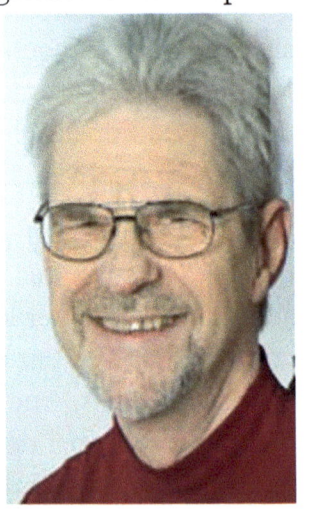

Bei der derzeitigen Hysterie (Antibiotic Stewardship/ Bundesärztekammer), zu hohe Verschreibungsraten an Antibiotika zu minimieren, geht der Schuss nach hinten, wenn notwendige Therapien (Standard der Medizin) aus medizinischer Unkenntnis (Versorgungslücke) verbleiben, uneinsichtige Diagnostik- (Multiple Sklerose usw.), Therapiediversifikationen (zum Beispiel Off Label Use, Über-, Unter- und Fehltherapie) erfolgen oder Pharmazeutika in einer Art und Weise verwandt werden, die nicht den Fachinformationen entsprechen. Darin fällt die Leitlinie gegenüber der Praxis auseinander.

Urgrund des Mit-Übels sind immer wieder mangelhafte Kenntnisse über die Erreger selbst – erhebliche Möglichkeiten der Durchdringung auf die Therapie direkten

Einfluss zu nehmen – mit den verschiedensten Strategien: Biofilm, Effluxpumpe, horizontaler Gentransfer, zystische -, granuläre -, zellwandlose Formen, Quorum sensing, …, die offensichtlich der Biologie bekannt sind, kaum aber der Medizin. Daraus ergibt sich der resultierend-herrschend, eingeengte diagnostisch-therapeutische Notstand.

Die Vielfalt der Borreliose ist sehr viel umfangreicher, als es sich Mediziner meist vorstellen: Erscheinungen (Erythema migrans), Symptome – unklare Klinik, immunologische Antworten, Bezüge zu Soma und Psyche, Zeitberücksichtigungen, Erregerverhalten, Bewertungen zu den verschiedensten Konstellationen, oft sogar falsche Einstellung zu Begriffen wie „Ausschlussdiagnostik", Therapiekontrollen, Berücksichtigung anderer Fachdisziplinen (zum Beispiel Ophtalm-, Gynäkologie-, Kardiologie), deren Über- und Unterbewertungen - werden sehr unterschiedlich, meist aber unzureichend gewürdigt. Siehe auch:

https://www.springermedizin.de/lyme-borreliose/borreliose/lyme-borreliose-bei-unklarer-klinik-auf-serologiebefunde-warten/15292936

Die Bewertung des Laborergebnisses bereitet vielen Ärzten immer noch große Schwierigkeiten. Sie verlassen sich auf Pauschalaussagen des Labors – pauschal, weil Angaben zu Begleitumständen und zum Befinden des Patienten dem Labor in der Regel nicht mitgeteilt werden.

Sind die LB/NB-Leitlinien (unter anderem 030/071) in der Lage, die Kluft zwischen ihr und dem Facharztemangel nachhaltig zu überwinden oder bleibt es weiterhin beim Status quo der Diskrepanz in der Klinik-Einschätzung: was ist (Neuro-)Borreliose und was nicht? Prof. J.-D. Hoppe: „… viele naturwissenschaftliche Anforderungen dazugekommen – das hat das Berufsbild verändert. Der Arzt ist vom Künstler zum Ingenieur geworden." – kollidiert mit der Praxis.

Der medizinische (auch der technische) Fortschritt dient nicht mehr den Menschen, sondern allein dem System selbst. Dies drückt sich inzwischen auffallend in der Arzt-Patienten-Kommunikation aus. Die Fähigkeiten der Menschen werden blockiert, deren Möglichkeiten, flexibel auf die Einwirkungen zu reagieren, drastisch reduziert – quantifiziert! Im Verlauf wird der Social Score (Gesamtbild des Wertes einer Person) per Gesundheits-App eingeführt. Wer betreibt ausreichend Prävention, Impfungen, Wohlverhalten, wer anerkennt „post mortem"-Definition, wer lässt sich ohne Widerspruch auf OP's ein?

Partizipative EntscheidungFindung (PEF), Shared Decision Marketing (SDM) und die Initiative „Gemeinsam Klug Entscheiden" (GKE) stehen offenbar gegen Virchow: „Die Medicin ist eine sociale Wissenschaft, und die Politik ist weiter nichts, als Medicin im Großen" bestätigt von www.aerzteblatt.de/archiv/147908: »Montgomery: Auf nationaler Ebene erreichen Medizin, Forschung und Lehre schon die Politik – es ist aber eine immer wieder spannende Frage des eigenen Standpunktes, ob diese Durchdringung „ausreichend" ist.« – von der Medizin über die Politik auf die Gesellschaft.

Dagegen steht der allgemeine Vertrauensverlust. EM-MA (Experten/Mensch-Maschine-Asymmetrie) sollte keine weitere Steigerung erfahren!* Wie wäre das Versagen tatbestandsmäßig (bezüglich Sorgfaltspflicht versus Sachkenntnis) zu werten (welche Art Rechtswidrigkeit) – im Allgemeinen und unter der Besonderheit der Borreliose: (un-)bewusste Fahrlässigkeit, objektive -, subjektive (Übernahmeverschulden) Sorgfaltspflichtverletzung? Vernachlässigung des Sicherstellungsauftrags (Faktencheck: siehe 9. Änderung der Ärztlichen Approbationsordnung/ ÄAppO) – schicksalhafter Verlauf? Oder dürften unter dieser Sachlage keine Patienten behandelt werden?

Gehen solch schwere Versorgungslücken unter oder braucht es weitere 30 Jahre?

Der Paradigmenwechsel ist fällig!

Die rechtlich verbriefte (§ 1 SGB V) Durchsetzungskraft der Versicherten und Patienten muss gewährleistet sein, solange es keine *Fachärzte für Infektiologie* gibt. Siehe auch GKE (Gemeinsam Klug Entscheiden)– eine Initiative der Arbeitsgemeinschaft Medizinisch-Wissenschaftlicher Fachgesellschaft (AWMF), von der Gesellschaft für Innere Medizin (DGIM) kurzerhand um das Wort „Gemeinsame" gekürzt.

Eigenverantwortung (der Patienten) sollte kein Feigenblatt für die Medizin sein – aus Mangel an Menschenbild.

Nach sicherlich 10.000 Beratungsgesprächen wird es heute immer schwieriger, den Betroffenen einen Ratschlag zu geben, wenn die Ärzte nicht den Standard im

Auge behalten. Die Versorgung der Patienten ist ernsthaft gefährdet. Da hilft keine Leitlinie, auf die sich der Patient berufen kann, wenn der Arzt es nicht will. Da haben die Selbstversorgungsorgane (upps: wohl eher Selbst-Verwaltungs-Organe) der Ärzte (Landesärztekammern, Kassenärztliche Vereinigungen und andere) auf ganzer Linie versagt.

* „… der Berücksichtigung der Präferenzen und Erwartungen von Patienten wird bei Maßnahmen zur Verbesserung der Qualität der medizinischen Versorgung eine große Bedeutung beigemessen …" http://zefq-journal.com/article/S1865-9217(08)00336-X/pdf

„… ob wir es wollen oder nicht – als Patienten erfahren wir an eigenem Leib und Seele, woran es in der Versorgung noch mangelt. Etwa wenn ein Arzt aktuelles medizinisches Wissen zur speziellen Fragestellung oder die individuelle Konstellation nicht ausreichend berücksichtigt. …" http://www.aezq.de/mdb/edocs/pdf/schriftenreihe/schriftenreihe33.pdf

Zwischen Wunsch und Wirklichkeit …angeblich gleiche Augenhöhe?

Den Deutschen wird die Gesundheitskompetenz abgesprochen. Daher riefen der AOK-Bundesverband, das Bundes-Gesundheitsministerium (BMG), die Universität Bielefeld, die Hertie School of Government und die Robert Bosch-Stiftung den „Nationalen Aktionsplan Gesundheitskompetenz" ins Leben. Am 19. Februar 2018; also zu einer Zeit des politischen Eiertanzes.

Man darf gespannt sein, was diese Absichtserklärung dem Patienten wirklich bringt. Oder nur den Ärzten? Oder nur eine Image-Politur für Gesundheitspolitiker? Dass Ärzte mit ihren Patienten nicht auf gleicher Augenhöhe kommunizieren, erkannte eine Studie der Bertelsmann Stiftung. Die Studie zeigt auffallende Differenzen in der Wahrnehmung beider Partner. 30 Prozent der Patienten, die im Internet nach Informationen suchten, haben dies ihrem Arzt verschwiegen. Jeder Vierte befürchtet, der Arzt könnte sich darüber ärgern. 62 Prozent der Ärzte hingegen seien laut Umfrage sogar erfreut über diese Eigeninitiative.

Fast 30 Prozent der Ärzte sagten, sie hätten sich bereits über eine Selbstinformation des Patienten geärgert; aber nur 18 Prozent der Patienten hätten einen solchen Ärger wahrgenommen. Hier unterstellt die Studie, dass Ärzte Freude wie Ärger anscheinend lieber für sich behalten. Sprechende Medizin ist das gewiss nicht. Die Diagnose Internet-Borreliose sei hier einmal ausgenommen. Darüber ärgern sich beide Partner.

55 Prozent der befragten Ärzte sagen, sie würden Patienten vertrauenswürdige Materialien mit nach Hause geben: das bestätigen allerdings nur 43 Prozent der Patienten. Etwa jeder zweite Arzt gibt angeblich Hinweise auf gute Infoquellen; aber nur 40 Prozent fühlen sich von solchen Hinweisen auch erreicht. Fast jeder dritte Arzt ermutige Patienten, sich selbständig über die eigene Erkrankung zu informieren, allerdings fühlt sich nur jeder fünfte Patient tatsächlich von seinem Arzt motiviert. Laut Gesundheitsmonitor 2016 raten 21 Prozent der Ärzte sogar davon ab, selbst nach Wissen zu su-

chen. Mehr als jeder vierte Arzt frage seine Patienten in der Anamnese nach Vorinformationen durch Eigenrecherche. Dies bestätigen aber nur 14 Prozent der Patienten.

Die Studienautoren leiten aus den Umfrageergebnissen Handlungsempfehlungen für Ärzte ab. Sie sollen Patienten bei der Suche nach Gesundheitsinformationen beraten. Um die Rolle als persönlicher Berater auch wahrnehmen zu können, benötigen Ärzte aber mehr Zeit für ihre Patienten (Sprechende Medizin). Patienten sollen vom Arzt ermutigt werden, ihm Fragen zu stellen und die Ergebnisse der eigenen Informationssuche mit ihm zu besprechen. In sieben Minuten? Ganz schön blauäugig, diese Studienautoren. Sie sind vermutlich alle privat versichert.

Borreliose in Berlin

„Borreliose ist eine Infektionskrankheit, für deren Behandlung sind definitiv Hausärzte zuständig. Patienten sollten auf einer Behandlung bestehen und sich nicht wegschicken lassen."

Zitat: Karin Stötzner, Patientenbeauftragte für Berlin, Senatsverwaltung für Gesundheit, Pflege und Gleichstellung Dezember 2017 Quelle: Ärztezeitung online

---

Fundstück

Gefunden in einem Papier des 120. Deutschen Ärztetag vom 23. bis 26.05.2017 in Freiburg. Unter dem Tagesordnungspunkt VII. „Novellierung der (Muster)-Weiterbildungsordnung:

„Handlungskompetenz: Management bei nosokomialen Infektionen mit multiresistenten Erregern."

Aber zwischen nosokomialer Infektion und Lyme-Krankheit liegt wohl doch noch ein Unterschied, wobei die Schwierigkeitsgrade ähnlich sein können. Jedenfalls sind die Diagnosen trotz positiver Serologie bei A-69.2 nicht selten: G63*., G35*., G12*. F45* undsoweiter undsoweiter. Das dürfte bei allem Wohlwollen sicherlich nicht vorkommen! Da liegen noch erhebliche Defizite! Die gilt es ins Auge zu fassen und nicht kleinzureden.

Quelle: Deutsches Ärzteblatt

A-69.2 Lyme-Krankheit,
G63* Polyneuropathy,
G35* Multiple Sklerose,
G12* spinale Muskelatropie,
F45* Somatoforme Störungen.

*Diagnosen des MORBI-RSA (Morbiditäts-Risikostrukturausgleich), die aus dem staatlichen Gesundheitsfonds besonders vergütet werden.
Glossar:
Nosokomial: Infektion, die im Zuge einer Behandlung in einem Krankenhaus oder einer Pflegeeinrichtung auftritt.

„Die Praxis des Arztes ist konkrete Philosophie"
(Karl Jaspers)

Die Vorstellung von einem idealen Arzt gab es einmal. Der Psychiater Karl Jaspers entwickelte die Grundsteine dazu vor noch gar nicht zu langer Zeit. Heute existieren sie überwiegend in Arztromanen und Arzt-Soaps im Fernsehen.

Medizinstudenten der Universität Würzburg und Ärzte haben heute wieder Gelegenheit, sich mit der konkreten Philosophie des Arztes Jaspers zu befassen, um Motivation zu erfahren, über die Welt und die Menschen, die sie behandeln und betreuen, systematisch nachzudenken. Aus diesem Grund wird seit 2010 wieder ein sogenanntes Philosophicum als Begleitung und ganz im Sinne von Karl Jaspers angeboten. Es steht auch Studenten geisteswissenschaftlicher Fächer, Krankenpflegepersonal und allgemein Interessierten offen. Es stünde so manchem Gutachter über Borreliose-Patienten gut an, dort einmal vorbei zu schauen.

Bis 1861 war das Philosophicum Teil des Medizinstudiums; es wurde dann durch das Physikum ersetzt. Dass Philosophie und Medizin Hand in Hand gehen sollten, wird heute im Medizinstudium sehr wenig berücksichtigt. Dabei wünscht man sich als Patient nichts mehr, als Mensch und nicht als Symptom oder Krankheit wahrgenommen zu werden.

Wer war Karl Jaspers?

1883 in Oldenburg geboren, studierte er zunächst drei Semester Rechtswissenschaft. Nach einem Kuraufenthalt in Sils-Maria, Schweiz, nahm er 1902 sein Medizinstudium auf und wurde 1908 promoviert. Als Arzt trug Jaspers grundlegend zur wissenschaftlichen Entwicklung der Psychiatrie bei.

Als Psychiater an der Universitätsklinik Heidelberg war Jaspers zu Beginn der 1910er Jahre maßgeblich an der der Entwicklung der sogenannten deskriptiven Psychopathologie beteiligt. Dies war einer der ersten Ansätze, den erkrankten Menschen in den Mittelpunkt der Betrachtung zu stellen und durch einfühlsames Sich-Hineinversetzen in dessen Erlebniswelt einen Zugang zur Behandlung der psychischen Erkrankung zu finden. Auch Grundelemente zu einem modernen, bio-psychosozialen Gesundheitsbegriff sind bei Jaspers zu finden: „Eine Welt, in der lückenlos der Mensch nur nach allgemeinen und typischen Leistungsfähigkeiten und mechanisierten Einordnungen zugelassen wird, hat für den Kranken keinen Raum. Denn es ist unmöglich, dem Kranken feste Lebensordnungen als Verwirklichung kranken Lebens darzubieten. Er muss im Raum der Gesunden als noch Gesunder mit seinen gesunden Möglichkeiten sich einen Platz erwerben können." (Schicksal und Wille. Autobiographische Schriften, München 1967).

Er war einer der ersten deutschen Psychiater des 20. Jahrhunderts, die die philosophischen Vorannahmen ihrer Disziplin untersuchten und reflektierten. Bis zu seinem Tod 1969 in Basel erlangte er auf Grund seiner Schriften in den Bereichen Religionsphilosophie, Geschichtsphilosophie und interkulturellen Philosophie internationale Bedeutung.

Jaspers als Psychiater

Seine wissenschaftliche Tätigkeit als Psychologe und Psychiater konfrontierte Jaspers dabei zunehmend auch mit philosophischen Fragestellungen, was letztendlich zum Wechsel in die Philosophische Fakultät und zur Übernahme eines philosophischen Lehrstuhls führte. Gleichwohl setzte sich Jaspers Zeit seines Lebens mit Fragen der Psychiatrie, des Arztseins und der ärztlichen Verantwortung auseinander. Das sind heute noch Themen, die im Würzburger Philosophicum diskutiert werden. Hier einige Beispiele:

Entscheidung und Verantwortung

Inwieweit darf ich oder muss ich meinen Patienten bevormunden?Wer trägt letztlich die moralische Verantwortung für ärztliches Handeln?

Der Patient, der sich bewusst zu einer Operation entschlossen hat?
Oder der Arzt, der weiß, welche Konsequenzen diese Operation haben kann? Oder beide? Welche Konsequenz hat das, wenn Fehler passieren?

Aufklärungspflicht

Wie weit reicht die Aufklärungspflicht?
Muss ich dem Patienten auch ungünstige Prognosen bis ins Detail offenbaren?

Gesundheit/Krankheit

Wo sind die Grenzen zwischen gesund und krank?

Darf ich in die persönliche Freiheit eines psychisch kranken Menschen eingreifen, nur weil ich ihn für krank halte?
Wer definiert, ab wann eine Krankheit behandlungsbedürftig ist?
Wo beginnt und wo endet die Autonomie eines einzelnen?

Nein sagen

Wann darf ich ärztliche Behandlung ablehnen?
Wie gehe ich damit um, wenn nach Dienstschluss eine ganze Reihe Angehöriger auf mich wartet?

Darf ich Grenzen ziehen, wenn mich eine bestimmte Situation im Krankenhaus persönlich zu sehr belastet?

Muss ich immer verfügbar sein?

Zitat: Anja Bittner, Autorin der Bertelsmann-Studie zur Zukunft des Arztberufes: „Mediziner werden in Zukunft daran gemessen, welche Empathie sie aufbringen und wie menschlich sie den Patienten in seinem Leid und seiner Entscheidung begleiten und beraten. Ärzte, die das nicht können oder die darauf keinen Wert legen, machen sich irgendwann in der Zukunft überflüssig." (Quelle: FAS)

Kaffeerösterei kauft Arztsitze auf

„Ausverkauf" könnte man die Tendenz bezeichnen, die derzeit in NRW Raum greift. „Wir registrierten mit großer Sorge, dass große Unternehmen Praxissitze von Augenärzten, Nephrologen, Pathologen, Radiologen und Zahnärzten aufkaufen und in Medizinische Versorgungszentren (MVZ) umwandeln", sagte Ärztepräsident Rudolf Henke anlässlich eines Sommerempfangs der Ärztekammer Nord in NRW. Beispielsweise habe ein norddeutscher Kaffeeröster über eine Schweizer Stiftung mehr als 600 Arztsitze aufgekauft. Auch NRW-Gesundheitsminister Karl-Josef-Laumann sieht darin eine zunehmende Monopolbildung. Wenn er zum Arzt gehe, erwarte er einen fachlichen und uneigennützigen Rat, der frei von wirtschaftlichen Interessen sei.

MVZ sind in vielen ländlichen Gegenden die einzige Lösung, wenn Arztpraxen nicht mehr mit Nachfolgern besetzt werden können. Die Kassenärztlichen Vereinigungen, die sich die Bereitstellung der Ärzte früher auf die Fahne geschrieben hatten, sind heute machtlos angesichts der Lücken in der ärztlichen Versorgung. Immer mehr Medizinerinnen und Mediziner scheuen Großinvestitionen in Millionenhöhe bei der Übernahme einer Praxis. Zudem suchen sie mehr Freizeitwert und Schutz der individuellen Entfaltung, indem sie Angestelltenverhältnisse mit festen Arbeitszeiten und Urlaubsanspruch bevorzugen. Die Freiberuflichkeit sei aber der beste Patientenschutz kontert der Minister: „Unserer Gesellschaft wird etwas Entscheidendes fehlen, wenn die Mittelschicht und die Freiberuflichkeit kleiner werden."

Neue Gutachter-Attacke von Verharmlosern

Gutachter für Borreliose und Neuroborreliose werden einerseits dringend gesucht, andererseits existiert eine sogenannte Schwarze Liste derjenigen, die sich eine Goldene Nase verdienen, in dem sie seit Jahren Textbausteine aus Fachartikeln und Leitlinien zusammenkopieren und die wenigste Zeit darauf verwenden, die individuelle Situation eines Patienten überblicken zu wollen.

Auffallend ist, dass bestimmte Gutachter für immer die gleichen Versicherungen tätig sind. Auch Richter pflegen solche Allianzen, die ihnen verhelfen, derartige Ansprüche schnell vom Tisch zu bekommen.

Wieder gab es im Jahr 2018 eine sogenannte - Übersicht für den Gutachter – so aufgestellt, dass man die Textbausteine nur kopieren muss, ohne sich wirklich mit dem zu Begutachtenden befassen zu müssen. Auffallend dabei ist die Dankesadresse an Dr. Volker Fingerle, Leiter des Nationalen Referenzzentrums für Borrelien, auch bekannt als der Vortragsredner, der zynisch die Internet-Borreliose erfand, die nur geheilt werden könne, wenn man den Computer ausschaltet. Frappierend ist auch der zugegebenen Interessenskonflikt wegen vertraglicher Verhältnisse zur Erstellung von Gutachten für das Sozialgericht Düsseldorf und der Landwirtschaftlichen Berufsgenossenschaft Münster.

https://www.aerztekammer-bw.de/10aerzte/20fortbildung/20praxis/65medSach/1803.pdf

Zitate zeigen auch die Nähe zu EUCALB (letzte Aktualisierung aus 2010). Der Begriff der IDSA erscheint nicht; aber deren Empfehlungen sind voll integriert in den Leitlinien der Deutschen Gesellschaft für Neurologie. Von den zwölf angegebenen validierten Leitlinien als Referenzen stammen acht aus den Jahren 2005 bis 2010; sind als bis zu 13 Jahren alt. Veraltet sind auch Angaben wie, dass die Übertragung der Borrelien nach 24 Stunden erfolge. Als Referenz wird eine „persönliche Mitteilung" zum Biomarker CXCL13 zitiert; dabei wird dieses von Rupprecht gefundene Chemokin selbst in der S3-Leitlinie Neuroborreliose als „nichtspezifisch" für eine Neuroborreliose bezeichnet. Die Vorstellung einer chronischen Borreliose wird als zweifelhaft bezeichnet. Ein negativer serologischer Befund bei einem Patienten mit niedriger Vortestwahrscheinlichkeit schließe eine Borreliose aus.

Fazit: Patienten mit Ansprüchen an privaten und gesetzlichen Unfallversicherungen sei geraten, sich einer Patientenorganisation anzuschließen. Ohne internes Wissen über bestimmte Gutachter und deren Verflechtungen sowie die Tücken einer Begutachtung hat man keinerlei Chance, zu seinem Recht zu kommen.

Gutachter – gut vernetzt

Es war im August 2018; eine Patientin mit beruflich erworbener Borreliose hatte ungeschickterweise die Erlaubnis herausgegeben, ihre Daten zur uneingeschränkten Einsicht freizugeben. Das sollte man nie tun, sondern die Erlaubnis zur Datenweitergabe immer nur von Fall zu Fall gestatten.

So passierte es, dass ihre Berufsgenossenschaft ihre Krankheitsbefunde an einen Arzt geschickt hatte, der nach dem Studium der Krankenakte zwar sein Honorar kassierte, aber mangels spezifischen Fachwissens einen weiterer Gutachter als Experten empfahl. Bei jener Weiterempfehlung handelte es sich um einen Münchner Neurologen, der praktisch der Ziehvater des ersten Gutachters war. In der früheren DDR nannte man solche Vorgänge Seilschaften. Heute spricht man von guter Vernetzung. Das sollten Borreliosepatienten auch sein, um Netze zu erkennen, die alles andere im Sinn haben, als objektive Gutachten zu verfassen. Nur Gutachter, die zum Vorteil von Versicherungen begutachten, erhalten neue Gutachtensaufträge. Daher muss man wissen, wer zu dieser Riege schwarzer Schafe gehört. www.borreliose-bund.de

Patientengeschichten

Prominente Opfer

Sophie Ward

Die 24jährige aus Gastange, Lancashire, Großbritannien, war schon mit 14 Jahren eine begnadete Schwimmerin im Londoner Weltklasse Programm. Anlässlich der Olympischen Spiele in Peking 2008 hatte sie gemeint, einen Pandabären im Zoo streicheln zu müssen und damit von ihm einen Zecke übernommen. Noch im Urlaub verschlechterte sich ihr Zustand. Sie fühlte sich unwohl und schwitzte unkontrolliert. Die Ärzte, die sie vor Ort versorgten, gaben ihr zwei Tage Antibiotika gegen das Fieber. Alles schien wieder gut zu sein. Sophie trainierte und landete sogar im Kader des Weltklasse Programms 2012 von London.

Doch genau zu diesem Zeitpunkt musste sie ihre olympischen Träume zu Grabe tragen. Sie litt unter immer wiederkehrenden Infektionen, Muskel- und Gelenkschmerzen, Migräne, Nahrungsmittelintoleranzen und Halsschmerzen. Sie durchwanderte die gesamte Ärztemaschinerie und Gerätemedizin. Es wurde nichts gefunden. Im Gegenteil; sie begann, ihre Symptome zu verstecken, weil ihr niemand glaubte, wie schlecht es ihr ging. Erst 2017 landete sie bei einem Arzt, der alle ihre Reiseerfahrungen durchforstete und auch auf China kam. Für ihn war klar, dass hier ein Zeckenstich die Ursache war, auch wenn Sophie nie eine Wanderröte gehabt hatte. Sophie wird heute mit Kräutern behandelt, weil ihr Körper zu schwach ist, um Antibiotika zu ertragen. In einem Blog und auf Facebook beschreibt sie ihr verbleibendes Leben. Quelle: tekktv

Avril Lavigne

Die kanadische Sängerin, 33, taucht mit ihrer Verzweiflung seit 2013 in den sozialen Medien auf und berichtet über die schwersten Jahres ihres Lebens. „Ich hätte den Tod akzeptiert. Ich konnte spüren, wie sich mein Körper abschaltete". Sie habe sich gefühlt, als würde sie von einer Strömung in einen Fluss gezogen worden, aus dem es kein Entrinnen gab." Das deutsche Magazin Stern berichtete mehrfach über Lavigne, war aber zu keiner Zeit zu bewegen, über deutsche Borreliose-Schicksale und den Kampf der deutschen Patientenorganisation BFBD zu berichten. Zwar gibt es auch deutsche Prominente, Politiker, Sportler und andere öffentliche Berufe mit Borreliose; die wiederum halten sich bedeckt , als habe man ihnen einen Maulkorb verpasst.

Lavigne hat inzwischen eine Stiftung zur Erforschung und Diagnostik der Lyme-Borreliose gegründet. In wie weit sie mitgewirkt hat, dass in Kanada Borreliose nicht länger geleugnet wird und sogar die angeborene Borreliose akzeptiert werde, wird sich früher oder später zeigen.

Und dann war da noch **Alex Meier,** das Fußballwunder. 14 Jahre lang spielte er für die Eintracht Frankfurt. Seine Fans nannten ihn „Fußballgott". Dann kam das Aus wegen Borreliose und wegen einer Fußoperation aus unbekannten Anlässen. Dass Sehnenrisse unter einer Borreliose begünstigt sind, davon wollte niemand etwas wissen. Sein Comeback im Frühjahr 2018 war nur von ihm geplant. Am 5. Mai 2018 erzielte er den 3:0-Endstand gegen den Hamburger SV; eingewechselt in der 86. Minute. Trotzdem gab die Vereinsführung am 28. Mai bekannt, dass er nicht mehr im Kader stehe.

Prominente in der Vergangenheit: Ann-Kathrin Linsenhoff, Olympia-Reiterin, Bastian Schweinsteiger, Fußballer, Zoltan Sebescen, Fußballspieler,Thomas Schneider, Fußballspieler, bis 2018 Co-Trainer neben Joachim Löw, Richard Gere, Schauspieler, Michael J. Fox, Schauspieler Yolanda Foster, Schauspielerin, George Bush, Ex-Präsident

Nicht zum Aushalten

Atlanta/Georgia. Schmerzen sind relevanter als akute Lebenskrisen oder Drogenprobleme, das fand eine US-Studie heraus, die Todesursachen von Morden und Suiziden untersuchte. Fast neun Prozent der Menschen, die sich das Leben nahmen, hatten chronische Schmerzen. Am häufigsten litten sie unter Rückenschmerzen, Krebs oder Arthritis. Mehr als die Hälfte hatte mehr als eine Erkrankung, die mit Schmerzen einherging. Neun Prozent klingt wie eine kleine Zahl; dabei handelte es sich aber um über 10.000 Patienten mit einer chronischen Schmerzerkrankung, die ihr Leben so nicht aushalten wollten.

Ein Begleitfaktor bei Suiziden sind häufig psychische Erkrankungen. Sie lagen jedoch bei den Schmerzpatienten, die sich das Leben nahmen, nicht häufiger vor als bei Selbstmördern ohne Schmerzen. Alkohol- oder Drogenprobleme, Partnerkonflikte oder akute Lebenskrisen wie der Verlust des Arbeitsplatzes. Solche Gründe waren sogar seltener, was dafür spricht, dass die Schmerzen ein wichtiger Antrieb für den Suizid war.

Es wird vermutet, dass der Anteil der Menschen, die sich wegen chronischer Schmerzen das Leben nahmen, in Wirklichkeit viel höher sei. In Abschiedsbriefen hatten zwei Drittel der Selbstmörder angegeben, dass eine schmerzhafte Erkrankung oder chronische Schmerzen ein wesentlicher Grund für ihren Freitod war. Quelle: rme/aerzteblatt.de

Der Christenstausel

Eine Nacherzählung von Herbert Wackermann, auf den Spuren von Peter Rosegger*

Als Peter noch ein kleiner Halterbub in der Waldheimat war und einmal eine alte Holzknechtshütte im Heschelwald betrat, kam er just zurecht, wie der Christenstausel sich anschickte, zu sterben. Eine Stunde vorher soll er noch stramm dagestanden haben wie eine Wettertanne. Der Stausel war ja auch erst fünfunddreißig Jahre alt, mit brauner Haut, schwarzen Schnurrbartbuschen und dunklen, brennenden Augen. Zur Hälfte war er Holzknecht und zur anderen Hälfte Wildschütz. Die beiden Hälften hätten einen ganzen Kerl ergeben können, sagte man, wenn der Stausel nicht alleweil so arg krank gewesen wäre. Er litt nämlich an sieben Krankheiten: dem „*Sauren Geblüt*", dem „*Knochenschimpel*", der „*Lungelsucht*", der „*Abzehrung*", dem „*Magengromeln*", dem „*Herzdampf*" und der „*Schlagelsucht*" – eine schwerer als die andere.

Schon eine Krankheit allein bringe die Leute um, wie er beteuerte. Doch es sei schlechthin gut, dass er mehrere davon habe, weil so eine an der anderen nage und sie ihn deshalb insgesamt in Ruhe ließen. Trotzdem: Wenn aber sechs in ihren Nestern verborgen schliefen und etwa nur der „*Herzdampf*" munter war oder das „*Magengromeln*", dann konnte es der Stausel oft genug nicht aushalten und lag ausgestreckt hingeworfen auf der Ofenbank, ächzte und vermachte seine Kleider an seine Kameraden. Doch schon nach kurzer Zeit mussten sie ihm seine Gewänder wieder zurückgeben, weil er sie wieder brauchte, um in den Holzschlag zu ziehen.

Mit dem „*Herzdampf*" war es eine besondere Sache gewesen. Da gab es ein Hirtenmädel, das die Holzknechtshütte öfter besuchte. Alle Waldarbeiter hatten es auf sie abgesehen, und so auch er. Doch sie machte es zur Bedingung, dass derjenige, den sie einmal heiraten würde, folgenden Spruch in einem Atemzug nachsprechen könne: „*Springt der Hirsch übern Boch tritt ma mei zwiedoppelts driedoppelts Brombirlab Blättablott, oh is schon ein hübscher Mon der ma emi zwiedoppelts driedoppelts Brombirlab Blättablot in oan Orthn nena kon der wird mei Mon*".

Alle scheiterten intellektuell daran, der Christenstausel aber zusätzlich an seiner Kurzatmigkeit, einer Folge des „*Herzdampfes*", der ihn gelegentlich überfiel. Er kam nur bis zum ersten Blättablott und aus war es mit dem Reserl. Mit dem „*Magengromeln*" war es anders; darunter litt er ständig. Nahm er etwas dagegen ein, bekam er das „*Saure Geblüt*", welches sich besonders durch „*Sengen*", also Sodbrennen, zu erkennen gab. Nahm er nichts ein, so drohte ihm die „*Schlaglsucht*", ein Zustand, über den nur der Stausel bestens berichten konnte. Immer wenn es blitzte und donnerte oder es irgendwo einen plötzlichen Rumpler gab, dann schreckte er derart zusammen, dass ihm das Geblüt aus dem Kopf wich und ihm ganz blau vor den Augen wurde. Manchmal hatte er auch nach Anstrengungen ein krebsrotes Gesicht, das auch nur vom „*Sauren Geblüt*" käme. Ein Bauernarzt hatte ihm einst geraten, möglichst viele Süßwurzeln zu essen, aber es half nichts. Zucker aß er daher in ganzen Stücken, die er mit den Zähnen zerknackte und Honig kostete er löffelweise. Aber auch das half nichts, im Gegenteil. Es wurde noch ärger. Sein Geblüt wurde nur noch schlimmer, so wie bei der Milch, die bei hoher Temperatur und schlechtem Geschirr sauer und zu Topfen wird. Mit seinem Geblüt sei es genauso, wie ihm der Bruggenthomerl, ein Winkelarzt, versicherte. Solange er aber noch ein einziges gutes Tröpfchen Geblüt habe, sei es mit ihm noch nicht aus, habe er ihm verraten.

Fast noch schlimmer als das „*Saure Geblüt*" sei aber der „*Knochenschimpel*". Mit den Zähnen habe es angefangen. Die seien braun und morsch geworden, obwohl er riesige Mengen Tabak kaute, was dagegen das beste Mittel sei. Dann zwickte und zwackte es in den Fuß- und Handknochen. Es bohrte und bremselte – ein eindeutiges Zeichen des „*Knochenschimpel*", wie er diagnostizierte. Die Beine würden schimmelig wie ein Stück Brot im Keller. Später dringe der Schimmel in die Knochen ein, die mürbe würden wie Moder, bis schließlich der Mensch wie ein fauler Baum zusammenbreche.

Dagegen gebe es nur eins, nämlich das Abbeten. Also habe er sich an die alte Holzmieslin gewandt, die das konnte. Als aber die Therapie nicht anschlagen wollte, meinte sie, der „*Knochenschimpel*" hätte sich bei ihm schon zu weit hineingefressen. Seine „*Schlagelsucht*" erklärte er damit, dass ein jeder Mensch in seinem Kopf über drei Blutstropfen verfüge, die im Hirn hängen wie Tautropfen an einem Grashalm. Wenn der rechte Blutstropfen herabfalle, dann führe das zum Schlag auf der rechten Seite. Wenn der linke Tropfen herabfalle, dann ergebe das einen linksseitigen Schlag. Wenn aber der mittlere Tropfen hinunterfällt, dann gäbe es einen Schlag im Herzen und der Mensch ist hin.

An dem Tag, als der Peter die Holzknechtshütte im Heschelwald aufgesucht hatte, muss wohl eine Verkettung unglückseliger Umstände geherrscht haben. Das „*Magengromeln*" und das „*Saure Geblüt*" hatten eine derart schlimme Ausdehnung genommen, dass nur noch ein einziger Tropfen im Hirn des Christenstausel hing. Zusätzlich brach er unter dem „*Knochenschimpel*" zusammen, sodass wahrscheinlich durch die Erschütterung auch noch der letzte Tropfen Geblüt in seinem Hirn herabfiel. „Pedar", röchelte der Sterbende, „mit mir ist es vorbei. Mich hat der Herzschlagel getroffen. Bist immer lieb gewesen, sollst ein Andenken von mir haben", hauchte er ihm zu. „In meiner Gewandtruhe liegt ein blaues Schächtelchen. Darin sind getrocknete Froschaugen. Sie gehören Dir. Ich habe sie einmal von einem alten Zigeuner für Speck und eine Pfeife Tabak bekommen. Er hat die Froschaugen nicht brauchen können, weil er kein Sonntagskind war – und ich bin es auch nicht, aber Du, Peterl, Du bist eins! Allemal bei Vollmond nimmst Du sie zerstoßen ein, und dann kannst Du Dir wünschen, was Du willst."

Peter bedankte sich, nahm die Schachtel mit und wünschte ihm „baldige Genesung". Die geerbten Froschaugen waren erbsengroße, grünlich-graue Kügelchen und leisteten dem Waldbauernbub schon nach kurzer Zeit halbwegs gute Dienste: seine Wünsche gingen allemal fast in Erfüllung. So wünschte er sich eine Tabakspfeife, und tatsächlich bekam er am nächsten

Tag vom Großknecht aus Zorn eine an den Kopf geworfen. Auch einen Schnurbart wünschte er sich, doch dieser kam erst Jahre später und dann äußerst spärlich. Die Ursache dafür wird wohl gewesen sein, dass er im Kirchenbuch von Krieglach an einem „Blauen Montag" eingetragen steht.

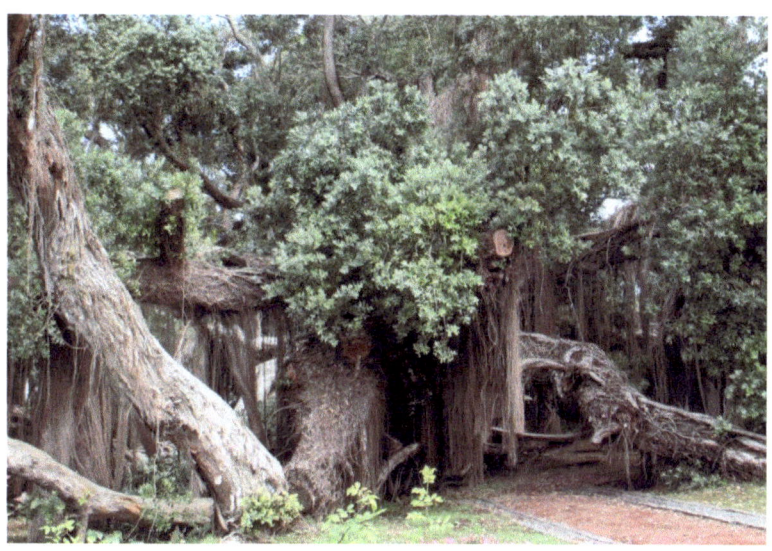

Nach vielen Jahren, Rosegger war selbst schon in die Jahre gekommen, da verschlug es ihn wieder einmal in den Heschelwald, und er wurde von einem Gewitter überrascht. Eine Schutzhütte war zum Glück nicht allzuweit entfernt. Aber man ließ ihn nicht gleich hinein. Draußen stand ein altes knochiges Weib, das Haare auf den Gesichtswarzen und den Zähnen hatte. Mit einem kurzen Kreischen rief es ihre Brut herbei, die aus den Tiefen des Nestes hervortrat. Es waren drei junge überaus groß gewachsene Dirnen mit zottigem Haar. Sie trugen Männerjacken, stemmten ihre Ellenbogen in ihre Hüften und glotzten ihn entgeistert an. Eine nebelte sogar aus ihrer Tabakspfeife. Nach langen Verhandlungen mit der Alten gelang es ihm, im Hause Schutz vor dem nahenden Gewitter zu finden und er zwängte sich an den gespreizten Ellenbogen der Dirnen vorbei. Kaum hatten sich seine Augen an das Dunkel der Höhle adaptiert, vernahm er einen großen Mann, der mit tief heruntergezogener schwarzer Zipfelmütze und hängendem Bartwisch lethargisch am Kachelofen kauerte. Sobald es blitzte und donnerte, zuckte er in sich zusammen, sodass ihn sein angetrautes Weib und seine Töchter beruhigen mussten.

Nun erkannte Peter seinen alten Bekannten, den Christenstausel, der in jungen Jahren so sehr an „Knochenschimpel", „Herzschlagel" und mehreren anderen Krankheiten gelitten hatte. Auch der Stausel erkannte ihn – nur meinte er aufgrund der Gerüchteküche, der Peter sei inzwischen ein Graf geworden. Wie der Alte beteuerte, war die Tatsache, dass er jetzt überhaupt noch lebe, lediglich dem Umstande zu verdanken, dass damals die reißenden Krankheiten sich gegenseitig auffraßen und seine Seele glücklicherweise verschonten. Ja, es gelang ihm sogar, in einer glücklichen Stunde das Sprüchlein mit dem „Hirsch übern Boch" fehlerfrei und in einem Atemzug aufzusagen, sodass ihn die Geißhirtin zum Mann nahm. Er zeugte mit ihr etliche Hünenkinder, von denen sich die Dirnen derartig entwickelten, dass von den Leuten ihre Dirnenhaftigkeit bezweifelt wurde, und Burschen, die Annäherungsversuche unternahmen, um sich Klarheit zu verschaffen, ordentlich durchgeprügelt und aus der Hütte geschmissen wurden.

Doch um den Stausel selbst stand es immer noch armselig, wie er beteuerte. Zurzeit war der lahm, gichtbrüchig und hatte neben „*Schwindsucht*", „*Milzbrand*", „*Wassersucht*" und anderen schrecklichen Krankheiten den „*Zapfelfall*", den „*Hirnschwund*" und den „*Leberkrebs*". Seit etlichen Tagen war er heiser, weil ihm sein „*Zopfen obi g'foin is*". Die Kuhlerliesl könnte ihn zwar wieder hochziehen, aber sie wohnt über den Bergen jenseits des Teufelssteins in Fischbach, wo er es jetzt nicht mehr hinschafft. Mit dem Zapfen sei das nämlich so: „Ein jeder Mensch hat einen Fleischzapfen in der Kehle. Manchmal fällt er hinab in den Magen und dann ist man heiser und kann kein lautes Wort sprechen. Andererseits hat aber jeder Mensch auch oben am Scheitel ein bestimmtes Haar, mit dem man den Zapfen wieder heraufziehen kann, aber die wenigsten finden dieses Haar unter den Tausenden. Nur die Kuhlerliesl kann das.

Leider kann er aber wegen lauter „*Knochenschimpel*" keinen einzigen Schritt mehr gehen. Viel schlimmer sei aber der „*Hirnschwund*", und das erklärte er so: „Wenn ein Mensch alt wird, geht ihm das Haar aus und die Sonnenhitze schlägt ihm auf den Kopf. Dadurch fängt das Hirn an zu schmelzen wie Schmalz oder Butter in der Pfanne. Und deswegen zergeht ihm sein Hirn, und ihm ist immer so matschig und schwindelig zumute. Wenn das letzte Stück Hirn zergangen ist, hatte ihm die Kuhlerliesl erklärt, dann ist es aus mit ihm. Deswegen trägt er seine Kappe immer auf dem Kopf. Sie erfüllt gerade jetzt einen dreifachen Zweck, nämlich Schutz vor den Blitzen, Bewahrung der Ohren vor dem Donnerknall und ansonsten Fernhalten der Sonnenstrahlen."

Die weitaus schlimmere Krankheit für ihn sei aber der „*Leberkrebs*", an dem er schon über dreißig Jahre leide. Beim unvorsichtigen Wassertrinken müsse er wohl einmal einen kleinen Krebs verschluckt haben. Als der Krebs herangewachsen war, hub er an, seine Scheren zu gebrauchen, und seitdem hatte er immer Magenzwicken. Weil der Bruggenthomerl schon lange tot war, ging er zum Kofelschneider nach Stanz. Der verstand das Problem aber nicht. Er gab ihm eine Medizin, die den Krebs unten hinaustreiben sollte. Da der Schneider aber nicht wusste, dass der Krebs sich nur im Rückwärtsgang fortbewegt, ging er anstatt den Bauch hinab zur Leber hinauf. Jetzt habe sich das Scherentier in der Leber festgesetzt und kein Mensch bekäme es dort heraus. Deswegen zwickt, beißt und frißt es allweil so. Und wenn die Leber aufgefressen ist, dann ist es aus mit dem Menschen.

Während der Stausel dem gebannt zuhörenden Peter sein Leid auf diese Weise schilderte, wurde seine Stimme immer kräftiger und seine Heiserkeit schwand. Das Gewitter verzog sich und so konnte der Stausel unbeschwert fortfahren, von seinen Krankheiten zu berichten, die ihn seit über fünfzig Jahren traktierten und daran arbeiteten, ihn umzubringen. Also zündete er sich eine Tabakspfeife an, während er mit verzerrtem Gesicht mühsam den Rauch aus dem Rohr sog und ausspukte. Dabei versäumte er nicht, seinem Weib zu offenbaren, dass es mit ihm gleich zu Ende gehe, weil ihm der Tabak nicht mehr schmecke. Sie brachte ihm zum Trost ein großes Heferl voll mit Kaffee, den er langsam mit dem Löffel aß. Bei dieser Prozedur erfuhr er, dass ihn die Weiberleit reichlich vom Wald ernährten und hingebungsvoll umsorgten, so dass er sich intensiv seinen vielen Krankheiten widmen könne.

Nachdem er die braune Suppe ausgelöffelt hatte, begann er wieder sein Elend zu betrachten und gestand, alle anderen Krankheiten fürchte er nicht so sehr wie das *„Pfnausen"*. Das sei die allergefährlichste Krankheit, sagte er und fasste sich an die Nase. Daraufhin rief sein Weib entsetzt: „ Höif uns Goutt!" – „Orma Stausl, muaßt scha wieda sou vüil pfnausen!" Doch der Stausel setzte zum Glück seine Rede fort und erklärte, dass ein jeder Mensch pfnausen muss, doch keiner pfnaust öfter, als er Haare auf dem Kopf hat. Wenn der Mensch aber zu oft gepfnaust hat wie er, dann tut er irgendwann seinen letzten Pfnauser, pfnaust seine Seele aus – und aus ist es mit ihm.

Zum Zeitpunkt dieses denkwürdigen und lehrreichen Besuches in der einsamen Holzhütte im Heschelwald war der Stausel runde fünfundachtzig Jahre alt. Und siehe da, dieser Mensch, der schon vor einem halben Jahrhundert von sich und der Welt aufgegeben worden war, wurde wenige Wochen nach diesem Rosegger-Besuch geheilt, was sich wie folgt zutrug: Der Stausel war nämlich im Besitz eines alten Kugelstutzens, den er als erfahrener Wildschütz wie kein anderer zu bedienen wusste. Trotz seines Alters verfügte er über ein scharfes Auge und eine ruhige Hand. Also mussten seine drei Töchter ihren lahmen Vater wieder einmal hinaus in die Wildnis tragen, um ein Wildbret zu erlegen. Doch an diesem Tage kam anstatt des Hirsches der Jäger Martin, der, als er des Stausel gewahr wurde, seine Büchse anlegte und versuchte, ihn anzuschießen. Da sprang der Stausel auf wie ein junges Reh und eilte in Windeseile durch das Dickicht hinab zu seiner Hütte. Die Leute, die ihn sahen, glaubten, der Stausel hätte den Tod in seine Hütte gehen sehen und er eile deswegen so, um ihn nicht zu verpassen. Dem war zum Glück nicht so. Der Stausel verfiel bald wieder in sein Siechtum und fristete sein Dasein noch einige Jahre in der ihm eigenen Zufriedenheit in seiner vertrauten Hütte im Heschelwald.

Peter Rosegger, geboren am 31.07.1843, gestorben am 26.06.1918, war ein österreichischer Schriftsteller und Poet.

Kommentar der Herausgeber: Passt diese Geschichte ins Borreliose-Jahrbuch? Oh ja. Sie beschreibt auf poetische Weise, was Borreliose-Patienten immer wieder sagen: Von Borreliose stirbt man nicht, aber sie nimmt uns das Leben.

Der Turm

Wenn Du loslässt, bist Du frei

Völlig aufgelöst ruft Mitte November eine mir bekannt Dame an, seit Jahrzehnten selbst schwerst betroffen von Borreliose, aufgegeben von ihren eigenen Ärzten, öffentlich in Leserbriefen beleidigt von Ärzteverbänden ob ihrer Selbsthilfearbeit. Thomas H. war einer der Betroffenen, um die sie sich trotz eigener Borreliose-Erkrankung telefonisch kümmerte; ihn immer wieder aufbaute und versuchte, Zuversicht zu vermitteln, ihm zuhörte, weil er niemanden mehr hatte, der ihm zuhörte, vielleicht auch wegen des langen Leidensdruckes auch als die Familie nicht mehr zuhören mochte/konnte. Es schmerzte ihn unendlich, dass ihm die Kraft fehlte, sich um alle und sich selbst zu kümmern. Thomas H. ist nicht mehr am Leben.

Wer ihn traf, sah in ihm einen Kerl wie ein Baum. Groß gewachsen, stabil gebaut. Gutaussehend. Typ Wunsch-Schwiegersohn. Unternehmer mit 19 Mitarbeitern. Hinter seinem ernsten Gesicht verbarg sich eine Tragödie. Er hatte alles verloren. Sein Unternehmen. Den Rückhalt seiner Frau, seiner Söhne. Noch vor nicht allzu langer Zeit hatte er von einem Turm in seiner Nähe gesprochen, von dem er sich stürzen könnte. Wir wissen nicht, wie er zu Tode kam. Seine Familie sagt nur, dass er nicht mehr lebe.

Rückblick

Der auslösende Zeckenstich kann 1984 gewesen sein, schreibt er in einer Rückschau. Sein älterer Bruder habe ihm erzählt, dass er schon als Kind reichlich von Zecken heimgesucht war. Es folgen Jahrzehnte mit ständigen Entzündungen: Nebenhöhle, Kieferhöhle, Knie, Blase und anderes. Sie werden immer mit Antibiotika behandelt, aber immer unter irgendeiner Diagnose, nur nicht als Borreliose. 2009 wird er erneut von Zecken gestochen, auch im Sommer 2012 und wieder 2017. Es bilden sich Wanderröten aus, die ein Jahr anhalten.

Im April 2018 noch beschreibt er eine stark neuralgische Schmerzausbreitung entlang der gesamten Wirbelsäule bis in die Beine, dazu Verkrampfungen des Skeletts, in Magen und Darm bis hin zur Prostata mit einhergehenden Darm- und Blasenbeeinträchtigungen. Sein ganzer Körper sei von Schmerzen drangsaliert, trotzdem kam nie ein eindeutiger Laborbeweis zustande. Zwei bekannte Borreliose-Spezialisten diagnostizieren trotzdem eine Borreliose und er wird antibiotisch behandelt. Sein Zustand bessert sich, aber er wird nicht richtig gesund. Immer wiederkehrende Rezidive werfen ihn zurück. Drei weitere unabhängige Gutachter bestätigen dies.

Er verklagt seine Hausärztin, die einen positiven Borreliose-Befund verschwinden ließ, ihm stattdessen „die Diagnose einer Somatisierungsstörung überstülpte und mit mir ein böses Psychospiel veranstaltete" Er scheitert – wie üblich – in der ersten Instanz. Für die zweite fehlen ihm finanziellen Mittel. Er ist zu dieser Zeit schon einige Jahre ohne Einkommen. Um das Haus zu halten, richtet er eine Ferienwohnung zum Vermieten ein. Mit Hilfe eines kundigen Rentenberaters gelingt es, eine Zeitrente zu erlangen.

Mit seiner Klage gegen seine Unfallversicherung landet er ausgerechnet bei dem bekannten Münchner Neurologen, der vorzugsweise Gutachten nach Aktenlage für Versicherungen erstellt und sich dabei auf Leitlinien bezieht, an denen er selbst als Experte mitgewirkt hat..

Denen kann er ja – selbst nach möglichem Zugewinn von Wissen - schlecht wiedersprechen. Thomas H. sei psychisch krank, obwohl er kein Psychiater ist. Basta. Auch der Richter modifiziert die ehemals von der Hausärztin diagnostizierten „psychischen Auffälligkeiten" nun als handfeste „psychische Krankheiten".

Anmerkung der Redaktion: Wie Thomas H. hat auch

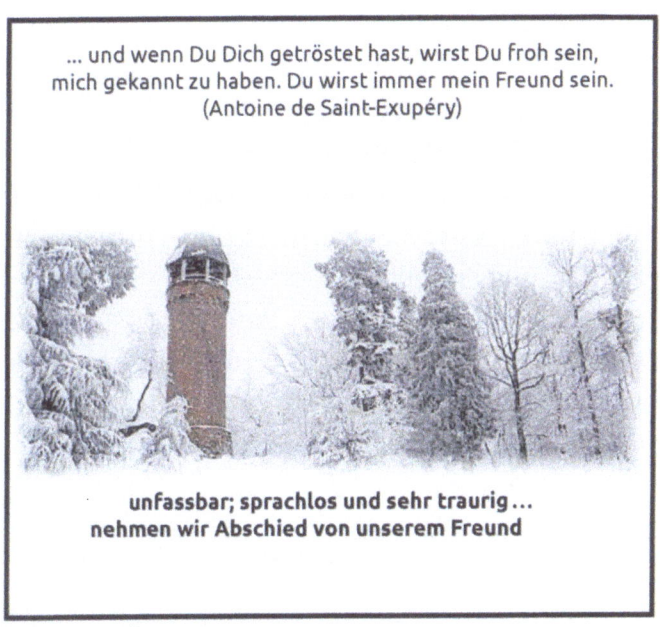

... und wenn Du Dich getröstet hast, wirst Du froh sein, mich gekannt zu haben. Du wirst immer mein Freund sein. (Antoine de Saint-Exupéry)

unfassbar; sprachlos und sehr traurig... nehmen wir Abschied von unserem Freund

die Herausgeberin jenen Neurologen in anderer Sache als Neurologischen Gutachter vor Gericht erlebt. Die Art, wie er seine Beine um die Stuhlbeine schlingt, als drohe er abzustürzen – ein Phänomen bei Menschen mit Flugangst - sie dann wieder nervös nach vorne streckt, um sie gleich wieder einzuziehen, wie seine Stimme immer leiser, fast ängstlich wird und er jeden

Augenkontakt mit den Betroffenen vermeidet, lässt nicht auf eine stabile Persönlichkeit schließen, die hinter ihren Aussagen steht. Aber: Warum begutachtet ein Neurologe eine Infektionskrankheit und kein Infektiologe?

Auch vom Richter wird Thomas H. regelrecht abgebügelt, gerügt, angeblich weil er in der Verhandlung zu viele Fragen an den Gutachter stelle. Er ist im Laufe der Jahre durch Teilnahmen an vielen Ärztekongressen und Vorträgen, wie so viele Patienten, zum Experten der Borreliose geworden. Vermutlich kann der Richter als Laie den Wert dieser Fragen gar nicht begreifen. Er springt dem sich angegriffen fühlenden Gutachter auch noch zur Seite. So etwas hält den Betrieb nur auf. Der Richter soll auch noch ein Verwandter von Prof. Kaiser – sogenannter Borreliose-Papst - aus Pforzheim gewesen sein. Eine fatale Vernetzung für einen Borreliosepatienten, der zudem von einem Arzt aus Pforzheim behandelt wurde, den Kaiser nicht verknusen kann. Die Diagnose steht festgemauert: Alles, nur keine Borreliose. Aber was Alles war, untersuchte niemand.

Aus seiner Mail vom 15. April 2018: „Nach meiner Erfahrung und meiner Einschätzung ist diese ganze Misere ein abgekartetes böses Spiel, nein, ein Verbrechen an Menschen – von Justiz, Politik, Medizin, Pharma und Versicherungen – ein System nach einer Art, gegen die nicht anzugehen ist."

„Wenn ich nur von dieser neuropathischen Schmerzsymptomatik nicht so geplagt wäre ... meine übrigen Gelenk- und Muskelschmerzen sind erstaunlicherweise zurzeit stark zurückgegangen, selbst eine starke Entzündung in der rechten Achillessehne mit letztjähriger starker Beeinträchtigung beim Laufen ging zurück, es blieb nur die Schwellung. Trotz schneller Ermüdung und Erschöpfung, zeitweiser kognitiver Beeinträchtigung durch sogenannten Kopfnebel ist mir meine geistige Kraft geblieben. Doch in meinem Körper wohnt ein Feind, der mit mir ein Theater vollführt, in dem ich nie weiß, was ich heute Mittag, heute Nacht - oder morgen, geschweige denn nächste Zeit zu erwarten habe.

Nichts ist mehr planbar, das Leben ist so stark eingeschränkt, auch mittlerweile mit einer Angst, wie bekomme ich Vorgänge der letzten Wochen in meinem Körper auf die Reihe - oder was kommt als nächsten wieder stärker hervor. Wie lebe ich überhaupt noch in meinem Haus - und wie regele ich weiter meine Angelegenheiten?"

Voller Mut sein Schlusssatz unter jener Mail vom 15. April 2018: „Wir sind gefordert, unsere Stimmen weiter zu erheben und dafür einzutreten, damit uns nicht unsere Kinder, Enkel und Urenkel die berechtigte Frage stellen müssen: Warum habt ihr nicht mehr dafür getan?"

Was mag vorgefallen sein, als er – wie er selbst berichtet – gegen seinen Willen nachts in Handschellen von der Polizei in die Psychiatrische Klinik seines Wohnortes abgeführt wird? Sein Sohn habe die Polizei um Hilfe gerufen, weil er sich geweigert habe, freiwillig in die

Psychiatrie zu gehen. Wir werden nie ergründen, was geschehen ist. Angeblich stand die Ehe vor dem Aus. Die Söhne hätten sich von ihm abgewendet. Welcher Partner, welche Familie hält so etwas schon lange aus?

Seinen Freitod hatte er vorbereitet. Drei Wochen vorher kündigte er sämtliche Mitgliedschaften. Er verabschiedete sich nicht bei seinen Freunden, aber sie hörten an seiner Stimme, dass sich nach dem Aufenthalt in der Psychiatrischen Klinik etwas verändert habe. Plötzlich stellte er seine Borreliose in Frage. Stand er unter Psychopharmaka? Thomas H. ist kein Einzelfall. Aber die Bekanntschaft über fast ein Jahrzehnt, in dem wir uns immer wieder auf Tagungen trafen und E-Mails austauschten, macht uns zu Mitwissern und Mittätern, weil wir trotz Mühe zu schwach waren, ihm beizustehen.

Letzte Worte einer Freundin: „Warum nur werden wir Überlebenden und heute Chroniker der Borreliose nochmals bestraft? Bestraft von Ärzten, denen wir vertrauten, die aber heute unsere größten Feinde sind. Auch die Politik ist zu unserem Feind geworden. Wenn wir alle unter der Erde sind, können sie die Fehler bekennen, doch unser Leid und die Schmerzen können und wollen sie niemals nachempfinden.

Verschiedenes

25 Jahre Patientenorganisation

Eine ganze Generation gegen Ignoranz und für Aufklärung

Als sich am 1. Juni 1994 zehn Menschen in der Gaststätte „Majestätische Aussicht" in Hamburg-Harburg versammelten, um einen Verein gegen die Ignoranz der Lyme-Borreliose in Deutschland zu gründen, konzentrierte sich die öffentliche Gefahr durch Zecken hauptsächlich auf die Frühsommer-Meningo-Enzephalitis (FSME). Schon damals warb die Pharmaindustrie vehement fürs Impfen und die Sozialpolitiker aller Bundesländer ließen sich dazu instrumentieren. Es

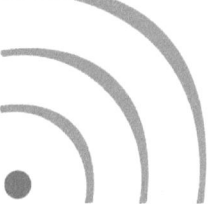

gab riesige Artikel über FSME, an deren Ende meist nur wenige Zeilen standen: Da gebe es auch noch die Borreliose, aber die sei ja gut mit Antibiotika zu behandeln.

Am letzten Satz hat sich zwar bis heute nicht viel geändert, doch die Gewichtung, was über Borreliose berichtet wird und was über FSME, hat sich spätestens seit jener Vereinsgründung verschoben, von Jahr zu

Jahr mehr. Was geblieben ist, sind die Verlautbarungen des Robert Koch-Instituts, das damals wie heute die Schätzungen für Borreliose-Infektionen auf der Basis einer Untersuchung in Niedersachsen aus den 70er Jahren noch immer mit 60.000 als unterste Grenze, im Zuge von Untersuchungen nach oben im Laufe der Jahre von 80.000 auf 200.000 korrigierte und noch immer so an die Medien herausgibt, als sei es eine aktuelle Zahl. Wenn man bedenkt, dass selbst die USA ihre ursprünglich 30.000 Borreliosefälle um das Zehnfache auf 300.000 korrigierten und auch das nicht die Wirklichkeit abbildet, dürften die Vorgänge in Deutschland als skandalös bezeichnet werden. Der BFBD legt dazu seine Finger immer wieder in die Wunde. Seit 2003 wurden mehr als 400 Pressemitteilungen herausgegeben, unzählige Manuskripte erstellt und über hundert Vorträge gehalten.

Im Laufe der zweieinhalb Jahrzehnte organisierten sich über 3.500 Patienten. Teilweise über 130 Borreliose-Selbsthilfegruppen (SHG) in allen Postleitzahl-Gebieten helfen Betroffenen vor Ort, sich zu orientieren und Wege zur Genesung in ihrer engeren Umgebung zu finden. Auch hier gibt es Wechsel: ältere SHG-Leiter steigen aus, jüngere übernehmen oder gründen eine neue SHG. Manche Gruppen verschwinden auch; sie lösen sich auf. Auch das ein Zeichen des zunehmenden Internet-Konsums. Viele suchen und finden Informationen, die ihnen weiterhelfen. Das Internet strotzt von Informationen über Borreliose, wenngleich sich das Meiste davon spätestens im Impressum als Pharma-Werbung entpuppt oder als Einzelmeinung eines Betroffenen. Am bewährtesten, sichersten und frei von Beeinflussungen ist noch immer die Homepage des BFBD www.borreliose-bund.de

Dass die Zahl der Mitglieder 1.425 nie überstieg, ist der Aufklärungsarbeit des heutigen BFBD zu verdanken. Gesundete Mitglieder ziehen alleine weiter. Neue Betroffene und Ratlose suchen Kontakt. Auch etliche Ärzte gehören zu den Mitgliedern, unabhängig ob selbst betroffen oder bemüht für ihre Patienten oder als Zeichen der Solidarität. Es ist ein Kommen und Gehen wie in einer Arztpraxis. Das Internet als kostenlose Quelle für Informationen löste die Abhängigkeit von einer als Verein organisierten Patientenorganisation zwar ab, doch die Mitgliederzahlen bleiben seit Jahren stabil. Individuelle Beratung gibt es eben nicht im Internet; auch keine Empathie und das Zuhören, was vielen Borreliosepatienten fehlt, beim Arzt wie auch in der Partnerschaft. Da ist jemand, der versteht mich; der hat das alles selbst erlebt. Es gibt auch Treue: Noch 39 Mitglieder aus den Anfangszeiten besitzen zweistellige Mitgliedsnummern.

Seit 1998 gibt er eine regelmäßig erscheinende Zeitschrift, in der Ärzte, Wissenschaftler und Patienten beschreiben, was der betroffene Patient wissen muss, um seine Chance auf Gesundung wahrnehmen zu können. In 25 Jahren erschienen 39 Ausgaben, seit 2005 zwei Mal pro Jahr, jeweils zwischen 40 und 60 Seiten stark und gänzlich ohne Werbung. Jede Ausgabe nimmt ein anderes Borreliose-Symptom als Schwerpunkt unter die Lupe: Herz, Augen, Zähne, Neuroborreliose, Schlaf, Selbstheilungskräfte. Es gibt Spezialhefte für reines Basis-Wissen über Diagnostik und Therapie und eines für Kinder und Jugendliche mit Borreliose. Die Deutsche Nationalbibliothek archiviert diese Zeitschriften in Frankfurt am Main und in Leipzig, auch die Hessische Universitäts- und Landesbibliothek Darmstadt.

Mehrere Hunderttausend Aufklärungsflyer wurden verteilt in Deutsch, Türkisch, Russisch, Arabisch und einer in spezieller Jugendsprache. Zigtausende eines Kinder-Vorleseheftes landeten in KITAs und Grundschulen. Europäische Borreliose-Vereinigungen erhielten die Druckdaten der Bilder und druckten sie nach in Französisch, Niederländisch, Rumänisch und Polnisch sowie mit Schweizer und Österreichischen Landkarten.

Meldepflicht für Borreliose

2011 erwirkte der BFBD nach vielen Briefen und Besuchen bei Sozialpolitikern die Einführung einer Meldepflicht für Borreliose in Rheinland-Pfalz und dem Saarland; die ersten der alten Bundesländer, die die Notwendigkeit dafür erkannten. In den neuen Bundesländern existiert sie bereits seit Anfang der 90er Jahre. Als besonders harter Knochen positionierte sich ausgerechnet der Freistaat Bayern, ein Bundesland mit besonders hoher Borreliose-Quote. Vergeblich reiste der BFBD über Jahre nach München und scheiterte unter anderem am damaligen Gesundheitsminister Söder. Erst unter Einschaltung des als Schutzengel gekürten Abgeordneten Martin Neumeyer gelang unter dem Nachfolger Dr. Marcel Huber die Einführung der Meldepflicht auch in Bayern. So wurde zum Beispiel im

Jahr 2018 offensichtlich, wie besonders hoch der Zuwachs an Borreliose-Diagnosen im Freistaat ausfiel. Alle weiteren Versuche, Transparenz über die Häufigkeit der Borreliose zu erlangen, scheiterte bislang in Hessen, Baden-Württemberg, NRW, Niedersachsen, Schleswig-Holstein, Hamburg und Bremen bis jetzt am Totschlag-Argument, Borreliose sei nicht von Mensch zu Mensch übertragbar.

 Spätestens seit dem die Weltgesundheitsorganisation (WHO) die congenitale (Siehe Seite 8) Übertragung von der Mutter auf das Kind akzeptierte und die Europäische Union am 15. November 2018 eine generelle Meldepflicht für Neuro-Borreliose beschlossen hat, (siehe Seite 10) sollte Bewegung in die Trägheit jener Politiker kommen. Der BFBD hatte mit seinem Besuch 2009 bei der Gesundheitskommission in Brüssel den Grundstein dafür gelegt, dass Borreliose nicht länger als deutsches Problem gilt, dass die einzelnen Bundesländer aussitzen können.

In speziellen Berater-Seminaren werden die Leiter von Selbsthilfegruppen und Interessierte fortgebildet. Dazu werden Ärzte als Referenten eingeladen und Trainer der Telefonseelsorge, weil Berater häufig mit verzweifelten Menschen zu tun haben. Sie müssen nicht nur trösten und Rat geben, sondern auch zuhören und aushalten können, womit sie konfrontiert werden. Die Gesetzlichen Krankenkassen fördern die gemeinnützige Arbeit des BFBD mit Pauschalförderung und individueller Projektförderung. Bundespräsident Joachim Gauck schickte 2015 eine Einladung zu sich nach Berlin. Das Jubiläum wird am 16. März 2019 im Parkhotel

Kolping in Fulda begangen, ohne Pomp, mit wichtigen Vorträgen zum Stand der chronischen Borreliose und Berichten von der Menschenrechts-Organisation AD-HOC. Dazu sind auch Nichtmitglieder eingeladen.

Literatur

Der Arzt als Detektiv

Mit unerklärlichen Symptomen beginnt so manche Borreliose. Wer sich an keinen Zeckenstich erinnern kann, läuft Gefahr, durch die ganze medizinische Maschinerie wandern zu müssen und am Ende als psychosomatisch krank abgehandelt zu werden. Die Borreliose bildet da keine Ausnahme. Die Medizinredakteurin Dr.med. Anika Geisler sammelt seit 2013 Aufsehen erregende, komische, unglaubliche, manchmal auch mysteriöse Fälle und veröffentlicht sie in der Rubrik „Die Diagnose" im Stern. Die aufregendsten Fälle hat sie in einem Taschenbuch gesammelt. Tatsächlich ist sogar eine Borreliose dabei, eine mit Wanderröte und dadurch keine De-

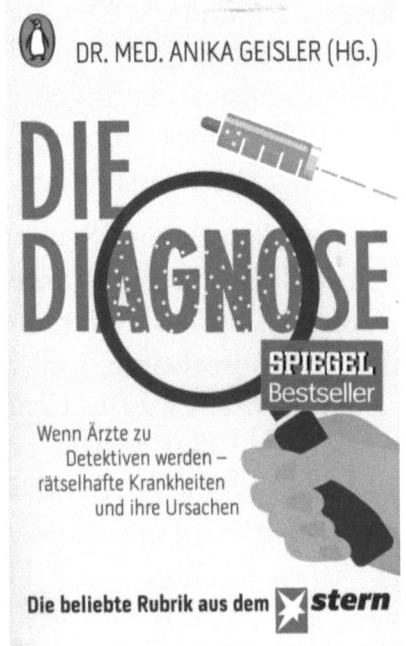

tektivgeschichte, wenn man außer Acht lässt, dass ursprünglich eine Hasenpest vermutet war. Das Interessante an dieser Sammlung von über 100 Diagnosegeschichten ist, dass sich unter den Berichten jeweils jede Menge Arztadressen mit ihrem Spezialgebiet und Adresse befinden, darunter Internisten, HNO-Ärzte, Schlaganfall-Spezialisten, Rheumatologen, Psychiater, Dermatologen, Neurologen, Kardiologen, Kinderärzte, Orthopäden, Infektiologen, Immunologen, Zentren für Schwindel- und Gleichgewichtsstörungen, für Gelenke. Gut zu wissen, wo sich ein Arzt und eine Ärztin detektivisch auf den Weg zur richtigen Diagnose macht.

Die Diagnose Dr.med. Anika GeislerPenguin Verlag München 250 Seiten, Taschenbuch, 10,00 Euro ISBN 978-3-328-10165-9

Wie Visionen das Gehirn, den Menschen und die Welt verändern

Innere Bilder – das sind all die Vorstellungen, die wir in uns tragen und die unser Denken, Fühlen und Handeln bestimmen. Es sind Ideen und Vorstellungen von dem, was wir sind, was wir erstrebenswert finden und was wir vielleicht einmal erreichen wollen. Sie alle sind im Gehirn als Muster abgespeichert, die wir wie Blaupausen benutzen, um uns in der Welt zurechtzufinden.

Wir brauchen diese Bilder, um Handlungen zu planen, Herausforderungen anzunehmen und auf Bedrohungen zu reagieren. Das gelingt um so besser, je breiter und je vielfältiger das Spektrum an handlungsleitenden und Orientierung bietenden inneren Bildern ist, das ein

Mensch auf der Suche nach einer geeigneten Bewältigungsstrategie vor seinem geistigen Auge als mögliche Handlungsoption abrufen kann.

Spätestens hier gerät die Welt eines plötzlich an Borreliose Erkrankten aus den Fugen. Borreliose ist kein Schnupfen, der nach sieben Tagen vergeht, ob man nun etwas einnimmt oder nicht. Der Gang zum gewohnten Hausarzt, der

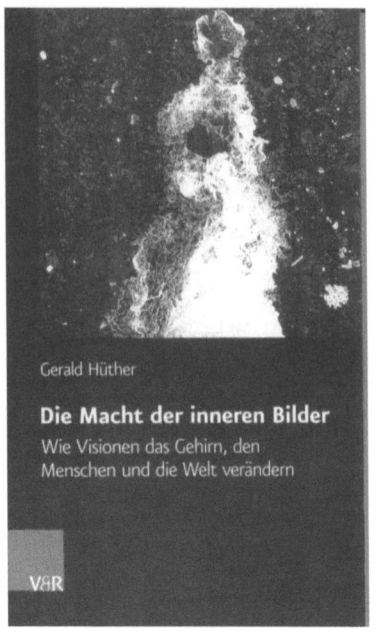

Gerald Hüther

Die Macht der inneren Bilder

Wie Visionen das Gehirn, den Menschen und die Welt verändern

V&R

immer die richtige Lösung weiß, weil er uns schon so lange kennt, stört unser inneres Bild enorm. Bei Borreliose läuft alles anders. Sie ist weder mit einem Beinbruch noch mit einer Blinddarmentzündung zu vergleichen.

Die wie gewohnt aktivierten synaptischen Verschaltungen erfahren eine Irritierung. Das innere Bild, das wir vom Arztbesuch haben, ist nicht mehr klar. Die breite Autobahn, die sich aus erworbenen dünnen und verschlungenen Nervenbahnen gebildet hat, ist plötzlich gesperrt, die Umleitungen führen nicht um das Ziel, sondern in unbekannte Weiten. Die Bilder, die sich nun in den Vordergrund schieben, sind Notfallbilder. Die Bilder der Harmonie und Freude, des Wohlbefindens sind nicht mehr klar abrufbar. Angst taucht auf. Ungewissheit. Misstrauen. Auf der Ebene des Gehirns entsteht im Fall einer solchen Bedrohung eine sich rasch ausbreitende Unruhe und unspezifischer Erregung.

Ein spannendes, auch für Medizinlaien gut verständliches Buch von Gerald Hüther, Neurobiologe, Universität Göttingen. Er beschreibt darin, wie sich diese Bilder, die uns eigentlich positiv begleiten, auch verengen können, wie sie starr und übermächtig werden und die Bilder verdrängen, die uns mutig, zuversichtlich und selbstvertrauend machen. Dies zu wissen, zu erkennen und vielleicht neue hilfreiche Bilder abzuspeichern, könnte eine faszinierende Herausforderung sein; vielleicht auch nur eine Notfallstrategie, um sich neue Orientierungen zu schaffen. Denn wer will, findet immer eine Richtung, auch wenn man große Umwege gehen muss.

Die Macht der inneren Bilder Gerald Hüther 136 Seiten, Taschenbuch, 17,99 Euro Verlag Vandenhoeck & Ruprecht,Göttingen ISBN 978-3-525-46213-3

Was läuft schief im Gesundheitssystem?

Wollen unsere Ärzte noch unser Bestes? Ein böser Scherz, wenn man dabei nur ans Geld denkt. Aber mancher – und nicht nur Borreliosepatienten - hat schon die Erfahrung gemacht, dass er nur noch eine Einnahmequelle für Ärzte ist. Vor allem Borreliosepatienten leiden unter der Zweiklassenmedizin. Statt sich den Patienten genau von Oben bis Unten anzuschauen, verlassen sich die meisten Kassenärzte auf den Elisa-Test, obwohl bekannt ist, dass der in keiner Weise standardisiert und deshalb unzuverlässig ist. Privatärzte beschränken sich meist nicht auf die kassenüblichen sieben Minuten, sondern widmen sich dem Menschen ausführlicher. Gerade für die Borreliose, so heißt es immer, benötige man wenigstens eine Stunde der Anamnese, um einer möglichen Infektion auf die Spur zu kommen, auch wenn weder ein Zeckenstich bekannt ist noch eine Wanderröte gesehen wurde.

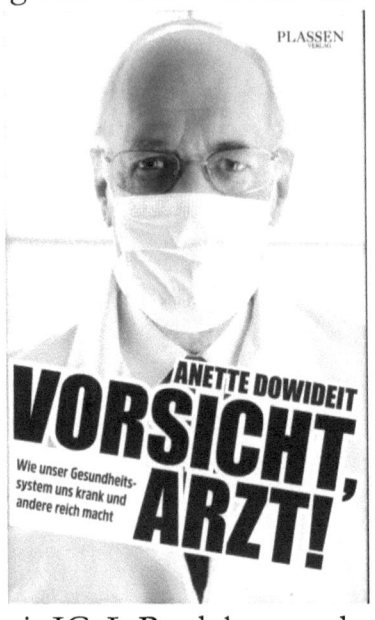

Das Buch der Journalistin Anette Dowideit, Zeitungsgruppe Die Welt, ist nichts für Menschen, die noch an den Halbgott in Weiß glauben wollen. Es handelt von Korruption, dem Selbstbedienungsladen mit IGeL-Produkten und -Leistungen, deren Spitzenverkäufer unter dem Begriff „Gouda-Fraktion" (Gynäkologen, Orthopäden, Urologen, Dermatologen, Augenärzte) bekannt sind. Dieses Buch will einen mündigen Patienten aus uns machen. Aber: Eine Befragung der Bertelsmann-Stiftung aus 2016 berichtet, dass die meisten der befragten 800 Ärzte einem informierten Patienten eher kritisch begegnen.

Das Buch handelt von korrupten Funktionären auf allen Ebenen des Gesundheitssystems, von Falschabrechnungen, Bestechung, von Pharmafirmen, wie sie Ärzte „motivieren", teurere, nicht unbedingt bessere

Medikamente zu verordnen, von Abzocke mit Selbstzahler-Terminen, von Operateuren, deren Kompetenz nicht geprüft wird, von Krankheits-Erfindungen und auch um die problematischen Verflechtungen zwischen Ärzte, Pharmaindustrie und sogenannter Forschungscliquen.

Auch die Beeinflussung von Leitlinien kommt in dem Buch vor. Da erklärt zum Beispiel der Pharmakologe Bernd Mühlbauer, Professor am Klinikum Bremen-Mitte, wie führende Wissenschaftler ihren Einfluss auf die Medikation in Leitlinien ausüben und dafür von der Pharmaindustrie umgarnt werden mit hochdotierten Beraterposten, teilweise auch in Beratergremien wie zum Beispiel der Deutschen Krebshilfe. Mühlbauer: „Die Arzneimittelhersteller sind knallharte Wirtschaftsunternehmen, denen die Gesundheit des Patienten erst mal ziemlich egal ist." Der Fernsehjournalist Frank Wittig nennt die Crew der Leitlinienautoren „die weiße Mafia". Er wies nach, dass bei der Leitlinie Demenz von den 68 Wissenschaftlern aus elf medizinischen Fachgesellschaften 28 auf Rednerlisten von Kongressen standen, die von Pharmafirmen bezahlt wurden.

Es ist leichte Lektüre, dieses Buchs, weil man das meiste an Enthüllungen bereits geahnt aber nie bestätigt fand. Eine vertrauensfördernde Maßnahme ist es ganz sicher nicht. Aber eine Anleitung, kritisch zu bleiben.

Vorsicht Arzt, Wie unser Gesundheitssystem uns krank und andere reich macht, Anette Dowideit 224 Seiten, gebunden, 19,99 Euro Verlag Plassen, Kulmbach ISBN 978-3-864 70386-7

Vom Lebensrisiko, das man hinzunehmen hat
Das Geschäft mit der Gesundheit

Wir ahnten es immer, dass sich vieles, was uns anbe-
trifft, sich dem Zweck der Vermehrung von Geld und
Profit unterordnen muss. Ein eigenes Kapitel widmete
der Autor dem Thema Antibiotika und wie sie unwirk-
sam für uns werden. Er beschreibt die Fleischerzeu-
gung nach marktwirtschaftlichen, kapitalistischen Prin-
zipien. Am kostengünstigs-
ten sei Fleischproduktion
wenn man Tiere auf engs-
tem Raum und mit wenig
Aufwand füttert, sie vor-
beugend mit Antibiotika
behandelt werden, damit
Krankheiten überhaupt
nicht auftreten.

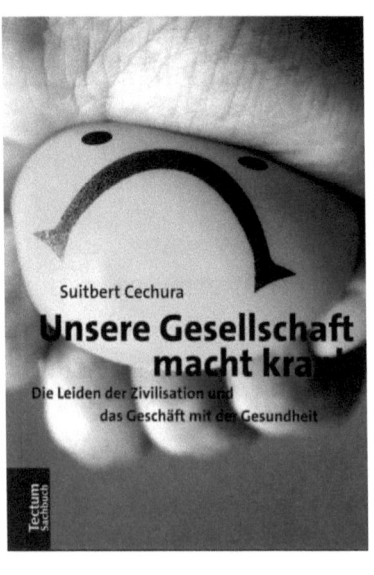

Nebenher haben diese Me-
dikamente eine wachstums-
fördernde Wirkung. Wir
wissen es: Doxycyclin für
Hühner und Schweine.
Außerdem sei Massentierhaltung die optimale Voraussetzung für Mutationen von Erregern und damit für
die Entwicklung von resistenten Erregern. Da könnte
man zum Vegetarier werden, auf alle Fälle zu einem
kritischen Einkäufer, der sich dafür interessiert, wie das
Fleisch aufwächst, das uns schmecken und gut tun soll.

Über 50 Seiten sind dem Krebs gewidmet und wie wir
mit Umwelt und zweifelhaften Lebensmitteln uns

selbst das Grab schaufeln. Wer kennt schon den ADI (Acceptable Dayly Intake), die hinnehmbare tägliche Aufnahmemenge eines Lebensmittelzusatzstoffes, die zwischen tolerabel, krankmachend oder möglicherweise todbringend entscheidet? Dass es so etwas überhaupt in unseren Lebensmitteln gibt. Pfuideibel!

Die Hälfte des 335 Seiten starken Buches handelt von Patienten, Ärzten, Apothekern, der Pharmaindustrie, Krankenkassen, Krankenhaus, Pflege und den staatlich regulierten Gesundheitsmarkt; wie sie kalkulieren, um ein Höchstmaß an Profit von den Bürgern heraus zu kitzeln.

„Es beruht nicht auf Unwissenheit, wenn Menschen durch Umweltschäden, Lebensmittelqualität oder Krankenhausinfektionen krank werden oder sterben, sondern solche Verluste sind einkalkuliert, sie gelten als Lebensrisiken oder als Sachzwang, den man hinzunehmen hat." Zitat: Suitbert Cechura

Der Autor erfindet nichts, er hilft vielleicht manchmal bei der Interpretation, aber er greift immer auf öffentliche Quellen und Medien zurück, die jedem interessierten Bürger zur Verfügung stehen. Er zitiert Zeitungsartikel und beweist mit Auszügen aus öffentlichen Dokumenten und Absichtserklärungen von Ministerien, staatlichen Institutionen und anerkannten Instituten, in welchem komplexen Räderwerk wir stecken. Das Buch ist Pflichtlektüre für alle, die Bescheid wissen wollen, warum und wo uns unsere Gesellschaft krank macht.

Unsere Gesellschaft macht krank

Suitbert Cechura 335 Seiten, Taschenbuch, 22,00 Euro Verlag Tectum, Baden-Baden,ISBN 978-3-8288-4149-9

Bücher von den Autoren

Borreliose – Zeckeninfektion mit Tarnkappe

Von Betroffenen für Betroffene, 6. komplett überarbeitete, erweiterte Auflage, 237 Seiten. Hirzel-Verlag Stuttgart, ISBN 978-3-7776-1798-5, 19,80 EUR. Im Buchhandel.

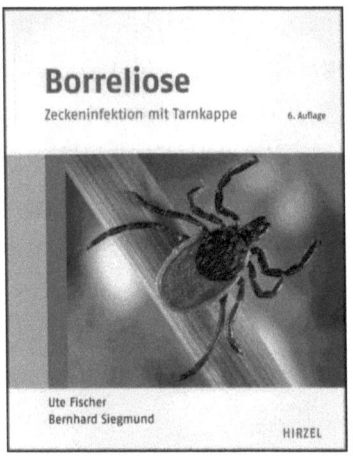

Aus dem Inhalt: Zecken und was man über sie wissen muss, Durch Zecken übertragene Krankheiten, Erste Hilfe und Risiken nach einem Zeckenstich, Symptome und Krankheitsverläufe, Fehl- und Verlegenheitsdiagnosen, Neuroborreliose, Spätborreliose, Borreliose in Schwangerschaft und Kindheit, Die Suche nach dem richtigen Arzt, Therapie und Nebenwirkungen, Gründe für Therapieversagen, Borreliose und Rehabilitation, Rechte und Ansprüche an Leistungsträger, Borreliose-Selbsthilfe. Dieses Buch, das mit Unterstützung von Ärzten entstand, soll Ärzten und Patienten helfen, die Tarnkappe zu lüften. Damit Betroffenen ein langer Leidensweg erspart bleibt.

Borreliose-Jahrbücher 2006, 2007, 2008, 2009,

nur noch antiquarisch.

Borreliose-Jahrbuch 2010

Die verheimlichte Krankheit, Laborwerte verständlich, Labor-Vergleiche, der zehnte Hirnnerv, Borreliose als Pandemie, Heilungsgeschichten, Borreliose und Depression, Borreliose beim Hund u.v.a

184 Seiten, Verlag Books on Demand, Norderstedt
ISBN 978-3-8391-1668-5, 17,90 €, Im Buchhandel

Borreliose-Jahrbuch 2011

Spontanheilung? Beweis für chronische Borreliose, Marshall Protocol, Lyme-Cocktail nach Dr. Klinghardt, Ozon-Sauerstoff-Eigenblut? Reha finden, Patientengeschichten, Demenz und Depression u.v.a.

184 Seiten, Verlag Books on Demand, Norderstedt,
ISBN 978-3-8423-1908-0, 17,90 €, im Buchhandel

Borreliose-Jahrbuch 2012

Diagnose vom Computer, Antikörper als Krankmacher, Laborwissen, Referenzwerte prüfen, DBG-Tagung in Wuppertal und Konstanz, Kultureller Erregernachweis, Differenzialdiagnosen, Demenz, Teuflische Experimente, Eltern von Borreliose-Kindern, Gutachter-Mafia, Antibiotika für Zuchttiere u.a., nur noch bei den Autoren, 12,90 €.

Borreliose-Jahrbuch 2013

Triggern Streptokokken Borrelien, Borreliose oder Depression, GBS oder Neuroborreliose, Robert Enke, Akupunktur, Stammzellen-Therapie, Spirochäten-Antigen im Gelenkknorpel, auch Richter irren, angreifbare Leitlinien-Autoren,

Borrelien unter dem Laien-Mikroskop, Parkinson u.a., nur noch bei den Autoren, 12,90 €.

Borreliose-Jahrbuch 2014

Fibromyalgie, Borreliose homöopathisch heilen, teuflische Diagnosen, Insulin-Potenzierte-Therapie, die Rex-Therapie, Elektrosmog, Alzheimer, Entzündungen aufspüren, Zeckenparadies Borkum, Skandal OLG München u.v.a.

120 Seiten, bebildert, Verlag Books on Demand,
ISBN 978-3-7322-5642-6, 12,90 €
Als E-Book, ISBN 978-3-7322-7705-6, 9,49 €
im Buchhandel und übers Internet

Borreliose-Jahrbuch 2015

Angebliche Leukämie war Neuroborreliose, Wenn Schulkinder nicht mehr funktionieren, Borreliose heilen mit TCM, es muss nicht immer Antibiotika sein, Fiebertherapie zuhause, Sehnenscheiden-Entzündung und Karpaltunnelsyndrom, wie man Gutachter ablehnt u.v.a.

134 Seiten, bebildert, Verlag Books on Demand, Norderstedt
ISBN 978-3-7357-7753-9, 12,90 €
Als E-Book ISBN 978-3-7386-6613-7, 7,49 €
im Buchhandel und übers Internet

Borreliose-Jahrbuch 2016

Psychische Störungen und wie sie zu unterscheiden sind, Differenzialdiagnose MS und Neuroborreliose mittels MRT, Therapieblockade Übersäuerung, Wie der Glaube heilen kann, Übungen zur inneren Balance bei Schwindel, Opioide gegen chronische Schmerzen, Bad Aiblinger Versprechen, Artemisia (Beifuß) u.v.a.m.

124 Seiten, bebildert, Verlag Books on Demand, Norderstedt

ISBN 978-3-7386-3747-2, 12,90 €
Als E-Book 6,99 € ISBN 978-3-7392-8465

Borreliose-Jahrbuch 2017

Chronic Fatigue Syndrom. Leitlinie Kutane Manifestation. Stammzelltherapie in Indien. Wie Infektionen ablaufen. Psoriasis, Borreliose oder…? Was Ärzte von Schamanen lernen können. Neues von Plum-Island. Zeckenstiche als Unfall.

124 Seiten, bebildert, Verlag Books on Demand ISBN 978-3-7412-9539-3, 12,90 € Als E-Book 7,49 €

Leben mit Borreliose

Aus dem Inhalt: Was das Immunsystem hemmt und stärkt, Ernährung, Der richtige Ausdauer-Sport, Ein Kopf voller Liebe, Wie man Ärzte zum Zuhören bringt, Verzeihen und Versöhnen, Die Macht der Selbstheilungskräfte und Spontanheilung, Borreliose und die Traditionelle Chinesische Medizin, 80 Anwendungen von A bis Z und das Meiste umsonst, Arzneimittelreste ausschwemmen, Strategien zum Glücklichsein, Ein Gebet als Medikament, Entschleunigen, 15 Anleitungen zum Bewältigen eines richtigen „Scheißtags" mit Borreliose.

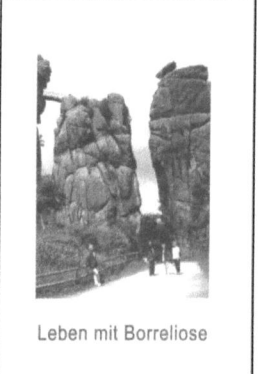

Leben mit Borreliose

124 Seiten, Verlag Books on Demand, Norderstedt, , ISBN 978-3-8448-1723-2, 12,90 €. Im Buchhandel. E-Book: ISBN 978-3-8448-3628-8, 9,99 €

Literatur vom Borreliose und FSME Bund

Je Versand insgesamt zuzüglich 2,50 € Versandkosten
Bestellungen an Borreliose und FSME Bund
Postfach 1205
64834 Münster
Tel. 06071-497397
Fax 06071-497398
E-Mail: service@borreliose-bund.de
www.borreliose-bund.de

Borreliose Wissen KINDER
Alles über Borreliose bei Kindern und Jugendlichen, in Schwangerschaft und Stillzeit. Gefördert von der Barmer, kostenlos, freiwillige Spende erwünscht.

Borreliose Wissen 19
Chronische Borreliose, 52 Seiten, 4,00 €

Borreliose Wissen 21
Borreliose und die Psyche
Kostenloser Download www.borreliose-bund.de

Borreliose Wissen 22
Alternativen, Strohhalme, Experimente, 56 Seiten, 4,00 €

Borreliose Wissen 23
Fehldiagnosen, Differenzialdiagnosen, 56 Seiten, 7,50 €

Borreliose Wissen 24
Schmerz, Borreliose beim Hund, 40 Seiten, 4,00 €

Borreliose Wissen 25
Gender - Borreliose bei Mann und Frau, 52 Seiten, 4,00 €

Borreliose Wissen 26
Die Depressionsfalle, 60 Seiten, 7,50 €

Borreliose Wissen 27
Alles über Wanderröte, ACA und die Haut, 56 Seiten, 4,00 €

Borreliose Wissen 28
Schlaf + Ehrlichiose, 48 Seiten, 7,50 €

Borreliose Wissen 29
Neuroborreliose
Kostenloser Download www.borreliose-bund.de

Borreliose Wissen 30
Borreliose und das Herz, 68 Seiten, 9,50 €

Borreliose Wissen 31
Borreliose und der Darm, 52 Seiten, 9,90 €
Auch im Buchhandel: ISBN 978-3-7347-6083-9

Borreliose Wissen 32
Selbstheilungskräfte bei Borreliose, 56 Seiten, 9,50 €

Borreliose Wissen 33
Borreliose und Autoimmunerkrankungen, 44 Seiten, 9,50 €

Borreliose Wissen 34
Borreliose und die Psyche, 60 Seiten, 8,50 €

Borreliose Wissen 35
Borreliose und die Zähne, 44 Seiten, 8,50 €

Borreliose Wissen 36
Borreliose und die Augen, 60 Seiten, 8,50 €

Borreliose Wissen 37
Basis-Wissen Borreliose und Fibromyalgie, 60 Seiten, 8,50 €

Borreliose Wissen 38
Neuroborreliose, 40 Seiten, 8,50 €

Borreliose Wissen 39
erscheint im April 2019

Borreliose Wissen 40
Borreliose und das Fatigue-Syndrom
erscheint im Oktober 2019

Mitglieder des BFBD erhalten die jährlich neu erscheinenden beiden Exemplare im Rahmen ihres Mitgliedsbeitrags kostenlos zugeschickt.

Der Wurm

Ein Mensch, um Freunde nicht verlegen,
dankt seinem Gott für diesen Segen.
Denn diese sind, wie er wohl weiß,
gar hoch begabt an Herz und Geist.
Und wie es echte Freunde sollen
begleiten sie sein Tun und Wollen
mit mal Bedenken, mal Applaus.
Der Mensch, der weiß, er ist fein raus.

Nun ist dem Menschen vom Geschick
beschert ne Macke in dem Glück.
Ein Wurm nagt in des Menschen Innern,
nicht schlimm, dass er drum müsst wimmern –
doch nimmt das Biest ihm alle Kraft,
macht Fieber und trinkt Lebenssaft.
Und er entzieht sich dem Vergleich,
ist Herrscher, dieser Leib sein Reich.
Ob Aktienhausse, ob Maienduft,
ob Glitzerwellen, Höhenluft,
der Wurm lacht höhnisch und fragt :"Quoi?
Was soll der Quatsch? L'État c'est moi!"

Der Mensch hat einiges versucht:
Ob der doctores bald geflucht,
des Nachts wohl in der dunklen Kammer
mit Gott gehadert voller Jammer,
den Wurm studiert, dann ignoriert,

Zu guter Letzt

mit Kampfgesängen revoltiert.
Der Wurm hat darauf – siehe oben –
Die Fieberkurve angehoben.

Dem Menschen ist nach fast zehn Jahren
Erkenntnis nun ins Hirn gefahren:
Das Unvermeidbare gestalten,
die schlechten Phasen selbst verwalten,
das muss er unverzüglich wagen.
Da hilft kein Leugnen, hilft kein Klagen,
kein „heile Gänschen", rosa Brille,
kein Riemen reißen, eisern Wille,
nein, sondern unter dem Radar
des Wurms im jungen frischen Jahr
erwerben, was in schlechter Phase
gut über Wasser hält die Nase.

So wünscht der Mensch zum neuen Jahr
zum Glück sich Freunde, die sogar
mit ihm den neuen Weg probieren,
die alten Muster kompostieren,
das Wurmgetier beim Namen nennen
und alte Floskel-Zöpf verbrennen.
Wenn sie dann trotzdem wär'n die Alten,
wär's schön, denn die will er behalten.

Annette Marx, Hennef

Zu guter Letzt

Ja, wir haben ein Jahr ausgesetzt. Es gab kein Jahrbuch 2018; deshalb ist dies eine Doppelnummer. Ehrlich gesagt, wollten wir diese 2006 begonnene Reihe beenden, im guten Glauben, Ratsuchende und Interessierte würden sich ausschließlich aus dem Internet bedienen. Tatsächlich gab es so viel Nachfrage nach der Ausgabe 2018, dass wir wieder losgelegt und gesammelt haben, was aus Platzgründen nicht in den Zeitschrif-

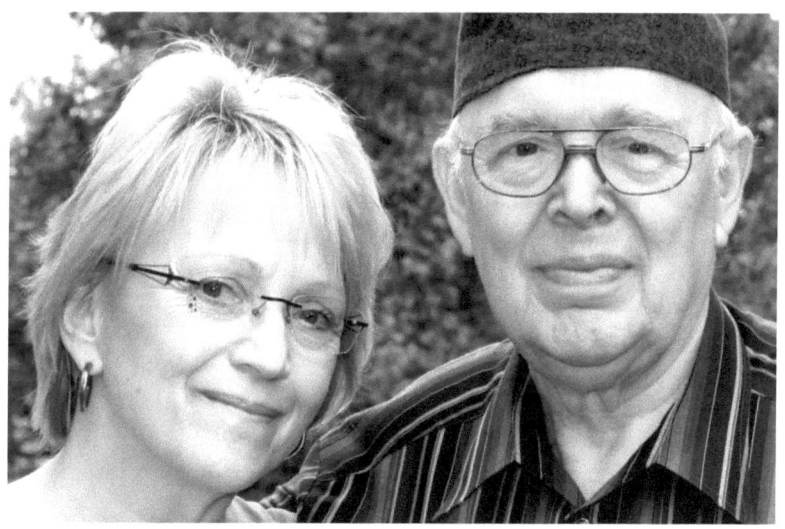

ten Borreliose Wissen stehen konnte.

Es ist für uns immer wieder unfassbar, wie vieles rund um die Borreliose geschieht, aber unsere täglichen und wöchentlichen Medien nicht interessiert. Sie vorenthalten es den Lesern und Zuschauern und greifen bei ihrer Recherche vorzugsweise auf das Robert Koch-Institut oder ihren Hausarzt zurück. Dass dabei immer die gleiche Suppe heraus kommt, kann man nachvollziehen. Vor allem wenn man sieht, dass die wichtigsten Werbekunden der Medien – Print und Fernsehen - die Pharmaindustrie und die Versicherungswirtschaft sind. Mit denen darf man es sich nicht verscherzen, wo der Werbemarkt sowieso am Schrumpfen ist.

Wir sind von keiner Werbung abhängig. Wir müssen unser Mäntelchen nicht in den Werbewind drehen. Wir schreiben weiterhin, was Sache ist, auch wenn es für einige Menschen und Institutionen unangenehm ist.

Wir halten es mit einem Zitat von Klaus von Dohnanyi: „Unbequeme Leute sind ziemlich unbequem. Bequeme Leute sind ziemlich nutzlos."

Wir sammeln also weiter und bleiben unbequem.

Ute Fischer + Bernhard Siegmund